Hanan Mohamed

Effets de Punica granatum et/ou de Sitagliptin sur la néphropathie diabétique chez les rats mâles

Hanan Mohamed

Effets de Punica granatum et/ou de Sitagliptin sur la néphropathie diabétique chez les rats mâles

ScienciaScripts

Imprint

Any brand names and product names mentioned in this book are subject to trademark, brand or patent protection and are trademarks or registered trademarks of their respective holders. The use of brand names, product names, common names, trade names, product descriptions etc. even without a particular marking in this work is in no way to be construed to mean that such names may be regarded as unrestricted in respect of trademark and brand protection legislation and could thus be used by anyone.

Cover image: www.ingimage.com

This book is a translation from the original published under ISBN 978-620-3-04106-4.

Publisher:
Sciencia Scripts
is a trademark of
Dodo Books Indian Ocean Ltd. and OmniScriptum S.R.L publishing group

120 High Road, East Finchley, London, N2 9ED, United Kingdom
Str. Armeneasca 28/1, office 1, Chisinau MD-2012, Republic of Moldova, Europe
Managing Directors: Ieva Konstantinova, Victoria Ursu
info@omniscriptum.com

Printed at: see last page
ISBN: 978-620-3-05701-0

ABSTRACT

Effets de l'extrait de peau de Punica granatum et/ou de la Sitagliptine sur la néphropathie diabétique induite

Hanan Essam Mohamed

Démonstrateur dans le département de physiologie - Faculté de médecine - Université d'Helwan

Contexte : Le diabète sucré de type 2 (DT2) représente environ 90 % des cas de diabète. La néphropathie diabétique (DN) est l'une des complications les plus graves du diabète. La sitagliptine joue un rôle important dans l'amélioration du récepteur peptidique de type glucagon (GLP-1R), présent dans les reins, et pourrait donc jouer un rôle dans l'amélioration de la fonction rénale dans le DT2. En outre, l'extrait de pelure de Punica granatum (PGPE) est une plante qui a des activités antihyperglycémiques et antioxydantes.

Objectif : Cette étude a été conçue pour étudier le rôle de la PGPE et/ou de la sitagliptine sur les fonctions rénales dans le diabète induit.

Matériaux et méthodes : L'étude actuelle a été réalisée sur 60 rats albinos mâles adultes. Des rats pesant de 200 à 250 grammes. Les rats ont été divisés en : Le groupe I "animaux témoins normaux" est composé de 20 rats (divisés en groupe 1 : témoins normaux et groupe 2 : témoins ayant reçu le véhicule) 10 rats / chacun. Le groupe II "animaux diabétiques" est composé de 40 rats répartis en 4 groupes traités : (Diabétique, PGPE, Sitagliptine, sitagliptine et PGPE) 10 rats / chacun. À la fin de la période expérimentale (6 semaines), les protéines urinaires, la glycémie à jeun (FBG), l'urée, l'azote uréique du sang (BUN), la créatinine, le malonyldialdéhyde (MDA), le facteur de nécrose tumorale alpha (TNFα), les enzymes antioxydantes et l'histopathologie du tissu rénal ont été analysés.

Résultats : Chez les rats diabétiques, on a constaté une augmentation du FBG, de l'urée, de l'azote uréique sanguin, de la créatinine, des protéines urinaires, du MDA et du TNFα avec une diminution du GSH et du SOD. Le traitement par PGPE et sitagliptine a entraîné une diminution de la FBG, de l'urée, de l'azote uréique sanguin, de la créatinine, de TNFα, de la MDA et des protéines totales avec une augmentation de la GSH et de la SOD.

L'examen histopathologique de rats diabétiques a révélé un espace glomérulaire dilaté et des tubules dégénérés dilatés. Le traitement par l'EPPG et la sitagliptine a révélé une amélioration de l'espace glomérulaire avec une dilatation tubulaire moindre.

Conclusion : Les résultats du présent travail ont montré que l'association de la PGPE et de la sitagliptine a des effets synergiques l'un pour l'autre et a un meilleur effet de renoprotection chez les rats diabétiques.

Mots-clés : *Antioxydants ; flavonoïdes ; néphroprotecteur ; nicotinamide ; streptozotocine.*

Table des matières

Titre	N° de page
Liste des abréviations	iv
Liste des tableaux	vii
Liste des chiffres	viii
Introduction	1
Objectif du travail	6
Diabète sucré	7
Streptozotocine et nicotinamide	19
Rein	25
Néphropathie diabétique	29
Sitagliptine	33
Peinture Punica Granatum	36
Matériels et méthodes	41
Résultats	74
Discussion	117
Résumé	147
Conclusions et recommandations	155
Références	157

Liste des abréviations

Abb.	Mandat complet
A	Absorption.
AAP	4-aminophenazone.
ABC	Complexe Avidin-Biotin-Peroxidase.
ADP	Adénosine di phosphate.
AGEs	Produits finis de glycation avancée.
AII	Angiotensine II.
ANGPT1	Angiopoïétine 1.
ANGPT2	Angiopoïétine 2.
ATP	Adénosine tri phosphate
BUN	Azote uréique du sang.
CAMP	Adénosine monophosphate cyclique.
CAT	Catalase.
DCT	Tubules alambiqués distaux.
DHBS	Acide 3,5-dichloro-2-hydroxybenzènesulfonique
DM	Diabète sucré.
DN	Néphropathie diabétique.
ADN	Acide désoxyribonucléique.
DPP-IV	Dipeptidyl peptidase-IV.
EA	Acide ellagique.
EDITA	Acide éthylène diamine tétra-acétique.
ESRD	Maladie rénale en phase terminale.
ETs	Ellagitannins.
FDA	Administration des aliments et des médicaments.
FSBG	Glycémie à jeun.
G	Glomérules.
GCK-MODY	Glucokinase-maturité-diabète des jeunes.
GDM	Diabète sucré gestationnel.
GFB	Barrière de filtration glomérulaire.
GFR	Taux de filtration glomérulaire.
GHb	Hémoglobine glyquée.
GIP	Polypeptide inhibiteur gastrique.

GIPR	:	Récepteur polypeptidique inhibiteur gastrique.
BPL1	:	Peptide de type glucagon 1.
BPL1R	:	Récepteur du glucagon-like peptide 1.
QUATRIÈME REMARQUE	:	Transporteur de glucose de type 4.
GLUT2	:	Transporteur de glucose de type 2.
GPCR	:	Récepteurs couplés aux protéines G.
GSH	:	Le glutathion.
GSH-Px	:	Glutathion peroxydase.
H&E	:	Hématoxyline et éosine.
H2O2	:	Peroxyde d'hydrogène.
HbA1c	:	Hémoglobine glucosée.
HNF1A-MODY	:	Les mutations du facteur nucléaire hépatocytaire1A - la maturité - déclenchent le diabète chez les jeunes.
IFG	:	Altération du glucose à jeun.
IGT	:	Intolérance au glucose.
I.P	:	Intrapéritonéal
JGA	:	Appareil juxtaglomérulaire.
JNK	:	C-Jun N-terminal kinase.
L1	:	Première vertèbre lombaire.
L2	:	Deuxième vertèbre lombaire.
MAPKs	:	Protéine kinase activée par les mitogènes.
MCP-1	:	Protéine chimiotactique monocyte-1.
MD	:	Macula densa.
MDA	:	Malonyldialdéhyde.
MODY	:	Le diabète à maturité des jeunes.
MPO	:	Myéloperoxydase.
NAD	:	Nicotinamide adénine dinucléotide.
NADH	:	Réduction de la nicotinamide adénine dinucléotide.
NADP	:	Nicotinamide adénine dinucléotide phosphate.
NAMPT	:	Nicotinamide phosphoribosyl transférase.
NF-Kb	:	Facteur nucléaire kappa B.
NHE3	:	Échangeur sodium-hydrogène 3.
NIC	:	Nicotinamide.
NMN	:	Mononucléotide de la nicotinamide.
NMNAT	:	Nicotinamide mononucléotide adénylyl transférase.
NON	:	Oxyde nitrique.

ANOVA à sens unique	:	Analyse unidirectionnelle de la variance.
PARP-1	:	Poly adénosine di phosphate ribose polymérase1
PARPs	:	Poly adénosine di phosphate ribose polymérases.
PCT	:	Tubules proximaux alambiqués.
PG	:	Punica granatum
PGP	:	Peinture Punica granatum.
PGPE	:	Extrait d'écorce de Punica granatum.
PPAR-γ	:	Récepteur gamma activé par les proliférateurs de peroxysomes.
PUFAs	:	Acides gras polyinsaturés.
R1	:	Réactif 1.
R2	:	Réactif 2.
R3	:	Réactif 3.
R4	:	Réactif 4.
RAS	:	Système rénine-angiotensine.
RNS	:	Les radicaux libres d'azote réactifs.
ROS	:	Espèce à oxygène réactif.
S.E	:	Erreur type.
SOD	:	Superoxyde dismutase.
SPSS, 16	:	Paquet statistique pour les sciences sociales version16 () pour windows.
STZ	:	Streptozotocine.
T1DM	:	Diabète sucré de type 1.
T2DM	:	Diabète sucré de type 2.
Tek	:	Récepteur de la tyrosine kinase.
TG	:	Triglycéride.
THb	:	Hémoglobine totale.
TNFα	:	Facteur de nécrose tumorale alpha.
ÉTATS-UNIS	:	États-Unis.
UV	:	Ultra-violet.
VEGF	:	Facteur de croissance endothélial vasculaire.
WR	:	Réactif de travail.

Liste des tableaux

N° de table	Titre	N° de page

Tableau (1) : Évolution du poids corporel dans différents groupes d'animaux étudiés. 76

Tableau (2) : Évolution de l'HbA1c et de la glycémie à jeun (SFBG) dans différents groupes d'animaux étudiés. 80

Tableau (3) : Évolution des taux d'urée sérique, d'azote uréique sanguin (BUN) et de créatinine dans différents groupes d'animaux étudiés...86

Tableau (4) : Modifications du facteur alpha de nécrose des tumeurs rénales (TNFα) dans différents groupes d'animaux étudiés. 92

Tableau (5) : Évolution des marqueurs du stress oxydatif rénal (MDA, GSH, CAT et SOD) dans différents groupes d'animaux étudiés :..98

Tableau (6) : Évolution des protéines totales dans les urines de 24 heures chez différents groupes d'animaux étudiés. 105

Liste des chiffres

Fig. no.	Titre	N° de page

Figure (1) : Effet de l'insuline *(Mevin, 2013)*. 8
Figure (2) : Formule de la structure chimique de la STZ *(Wu et Yan, 2015)*. 20
Figure (3) : Structure chimique de la sitagliptine *(Johnson et Schurr, 2011)*. 33
Figure (4) : Courbe standard de TNFα...70
Figure (5) : Évolution du poids corporel dans différents groupes d'animaux étudiés.77
Figure (6) : Évolution de l'HbA1c dans différents groupes d'animaux étudiés. 81
Figure (7) : Évolution de la glycémie sérique à jeun (SFBG) dans différents groupes d'animaux étudiés...82
Figure (8) : Évolution de l'urée sérique dans différents groupes d'animaux étudiés. .88
Figure (9) : Modifications de l'azote uréique sanguin (AUS) dans le sérum de différents groupes d'animaux étudiés...89
Figure (10) : Évolution de la créatinine sérique dans différents groupes d'animaux étudiés. 90
Figure (11) : Modifications du facteur de nécrose tumorale rénale alpha (TNFα) dans différents groupes d'animaux étudiés...94
Figure (12) : Évolution du malondialdéhyde rénal (MDA) dans différents groupes d'animaux étudiés...100
Figure (13) : Évolution du glutathion rénal (GSH) dans différents groupes d'animaux étudiés. 101
Figure (14) : Évolution de la catalase rénale (CAT) dans différents groupes d'animaux étudiés...102
Figure (15) : Évolution de la superoxyde dismutase rénale (SOD) dans différents groupes d'animaux étudiés. 103
Figure (16) : Évolution des protéines totales dans les urines de 24 heures chez différents groupes d'animaux étudiés...107
Figure (17A) : Photomicrographie d'une section d'un rein de rat témoin : montrant la structure histologique normale du cortex, contenant les glomérules (flèches noires) et les tubules rénaux (flèches vertes) (H&E X200). 108
Figure (18A) : Photomicrographie d'une coupe dans un rein de rat injecté de tampon au citrate montrant la structure histologique normale du cortex, contenant les glomérules (flèches noires) et les tubules rénaux (flèches blanches) (H&E X200). .109
Figure (19A) : Photomicrographie d'une section d'un rein de rat diabétique montrant l'infiltration des cellules mononucléaires (flèches blanches) et la dilatation dans l'espace glomérulaire (flèches noires) (H&E X 200)...110
Figure (20A) : Photomicrographie d'une section de rein de rat adulte mâle diabétique traité au *punica granatum* montrant une diminution de l'espace glomérulaire (flèches noires), mais des hémorragies à l'intérieur de certains tubules (flèches blanches) et un cytoplasme vacuolaire de certains tubules rénaux (flèches jaunes) sont encore présents (H&E X 200)..113
Figure (21A) : Photomicrographie d'une section de rein de rat adulte mâle diabétique traité à la sitagliptine montrant une diminution de l'espace glomérulaire (flèches

noires) mais quelques tubules rénaux dilatés avec un cytoplasme vacuolant (flèches jaunes) sont encore observés (H&E X 200)..114

Figure (22A) : Photomicrographie d'une section d'un rein de rat adulte mâle diabétique traité avec du *punica granatum* et de la sitagliptine montrant une diminution de l'espace glomérulaire (flèches noires), mais on note encore le cytoplasme vacuolaire de certains tubules rénaux (flèche jaune) (H&E X 200)........115

INTRODUCTION

Le diabète sucré (DM) est un trouble endocrinien majeur et le coût annuel mondial du traitement du DM et de ses complications pourrait atteindre des billions de dollars US *(Fernández-Millán et al., 2014)*. L'amélioration du diabète sucré est une grande priorité de la recherche médicale. L'autogestion de la DM est une pierre angulaire pour parvenir à un bon contrôle de la glycémie et réduire le risque de développer des complications macrovasculaires (coronaropathie, maladie artérielle périphérique et accident vasculaire cérébral) et microvasculaires (rétinopathie, néphropathie et neuropathie) *(Stopford et al., 2013)*.

Le diabète sucré de type 2 (DT2) représente environ 90 % des cas de diabète. Il se caractérise par la présence d'une résistance à l'insuline et d'une hyperglycémie *(Lorber et Zimmet et al., 2014)*.

La néphropathie diabétique en tant que maladie microvasculaire représente une complication majeure à long terme du diabète sucré *(Yang et al., 2013)*.

Elle est la principale cause de l'insuffisance rénale en phase terminale et est responsable d'environ 30 à 35 % des cas de thérapie de remplacement rénal dans le monde *(Kuhad et Chopra, 2009)*. La néphropathie diabétique complique environ 30 % des cas de diabète de type I et environ 15 à 20 % des cas de diabète sucré de type II *(Lehmann et Schleicher, 2000)*.

Le rôle de l'hyperglycémie dans la pathogenèse de la néphropathie diabétique a été bien établi dans divers modèles animaux expérimentaux ainsi que dans des études humaines *(Coimbra et al., 2000)*.

L'hyperglycémie est l'événement déclencheur qui provoque des changements structurels et fonctionnels tels que l'hyperfiltration glomérulaire, l'hypertrophie épithéliale glomérulaire et tubulaire et la microalbuminurie, suivis par le développement d'un épaississement de la membrane basale glomérulaire, l'accumulation de la matrice mésangienne et, enfin, la maladie rénale au stade terminal *(Yankuzo et al., 2011 et Vinod, 2012)*. L'hyperglycémie est également connue pour favoriser le stress oxydatif et est donc impliquée dans la génération d'espèces réactives de l'oxygène (ROS) qui jouent un rôle crucial dans la pathogenèse de la néphropathie diabétique *(Celik et al., 2009 et Luo et al., 2010)*.

La sitagliptine est un antidiabétique oral qui est un inhibiteur compétitif sélectif de la Dipeptidyl peptidase IV (DPP-IV) *(Ahrén, 2007 et Shi et al., 2016)*. *Des* essais cliniques ont démontré l'efficacité de la sitagliptine en termes d'amélioration du contrôle de la glycémie chez les patients atteints de DT2, utilisée en monothérapie ou en complément d'autres médicaments antihyperglycémiques, avec ou sans metformine *(Mu et al., 2009 et Garg et al., 2013)*.

Le Glucagon-like peptide (GLP-1) et son récepteur (GLP-1R) sont présents dans les reins et pourraient donc jouer un rôle dans la modulation de la fonction rénale *(Jensen et al., 2015)*.

Normalement, la stimulation du récepteur GLP-1 par le GLP-1 entraîne l'inactivation du transporteur de l'échangeur Na+/H+, ce qui se traduit par une perte d'eau, et éventuellement une baisse de la pression sanguine *(Von Websky et al., 2014)*. *En* outre, l'activation du récepteur GLP-1 peut atténuer les lésions rénales chez les diabétiques en réduisant le stress oxydatif rénal, l'inflammation et l'apoptose *(Hendarto et al., 2012 et Matsui et al., 2015)*.

Dans le diabète de type 2, le DPP-IV est régulé à la hausse dans les glomérules des patients atteints de néphropathie diabétique, ce qui entraîne une réduction de la demi-vie du GLP-1 dans le rein *(Fadini et al., 2010 et Hasan & Hocher, 2017)*.

La sitagliptine peut inhiber plus de 80% de l'activité de l'enzyme DPP-IV, responsable de la dégradation du GLP-1. Les principaux objectifs des inhibiteurs de la DPP-IV sont de prolonger les effets bénéfiques du GLP-1 endogène *(Herman et al., 2006)*.

Plusieurs substances phytochimiques d'origine végétale sont connues pour leur activité antihyperglycémique et antioxydante *(Bhutkar et Bhise, 2011)*. En outre, les plantes médicinales traditionnelles sont largement utilisées pour traiter le diabète et les complications diabétiques dans les pays asiatiques, car les hypoglycémiants oraux actuellement disponibles ont des effets secondaires importants et ne parviennent pas à modifier de manière significative l'évolution des complications diabétiques *(Juvekar & Bandawane, 2009 et Balamurugan et al., 2011)*. Par conséquent, les médicaments à base de plantes traditionnellement utilisés peuvent s'avérer bénéfiques dans la prévention ou le traitement des dommages rénaux induits par le diabète.

Punica granatum Linn. (Punicaceae), communément appelée grenade, est une plante médicinale traditionnelle importante pour le traitement du diabète et de certains troubles rénaux *(Rathod et al., 2012)*.

L'extrait de fleur de Punica granatum aurait une activité antihyperglycémique *(Bhaskar et Kumar, 2012)* et protectrice des reins *(Singh et al., 2011)*. *Des* constituants chimiques thérapeutiquement bénéfiques similaires à ceux de l'extrait de fleur ont été signalés dans les écorces de Punica granatum, tels que les ellagitannins, l'acide gallique, les anthocyanes, les alcaloïdes de la pipéridine, les flavonoïdes, notamment la lutéoline, l'apigénine et la quercétine *(Garach et al., 2012)*. L'extrait de peau peut donc s'avérer bénéfique dans le traitement de la néphropathie diabétique. En outre, l'étude de

Patil et al. (2013) a prouvé les activités antihyperglycémiques et antioxydantes des peelings Punica granatum.

OBJECTIF DU TRAVAIL

Cette étude visait à étudier l'effet néphroprotecteur de la fraction riche en flavonoïdes des peelings Punica granatum et/ou de la sitagliptine dans la streptozotocine - nicotinamide induisant une néphropathie diabétique précoce.

Comme l'hyperglycémie et le stress oxydatif sont impliqués dans la pathogenèse de la néphropathie diabétique, nous avons donc émis l'hypothèse que les peelings Punica granatum et la sitagliptine pourraient exercer une activité néphroprotectrice grâce à leurs propriétés antihyperglycémiques et antioxydantes.

DIABÈTE SUCRÉ

Le diabète sucré (DM) est un groupe de symptômes métaboliques caractérisés par une hyperglycémie (*Adi et Gerard-Gonzalez, 2018*) *et un* métabolisme dysfonctionnel des glucides, des lipides et des protéines dû à un défaut de sécrétion et/ou d'action de l'insuline *(Ekperikpe et al., 2019)*.

La DM est un trouble endocrinien majeur ; le coût annuel mondial du traitement de la DM et de ses complications pourrait atteindre des billions de dollars. L'amélioration de la DM est une grande priorité de la recherche médicale *(Stopford et al., 2013 et Fernández-Millán et al., 2014). Un* contrôle intensif du glucose peut réduire le risque de complications micro et macro vasculaires *(Livingstone et al., 2017)* telles que la neuropathie, la rétinopathie, la néphropathie et les maladies cardiovasculaires *(Latifi et al., 2019)*.

Le taux de glucose sanguin est maintenu en permanence dans un état homéostatique grâce à l'action de l'insuline et du glucagon *(James, 2016)*. *L'insuline* est une hormone essentielle produite par les cellules bêta (cellule des îlots de Langerhans) *(Kaur et al., 2018)*. La quantité d'insuline sécrétée dans le sang est directement proportionnelle au taux de glucose dans le sang ; elle transporte le glucose de la circulation sanguine vers les cellules de l'organisme où le glucose est converti en énergie *(James, 2016 et Kaur et al., 2018)*. Le manque d'insuline ou l'incapacité des cellules à répondre à l'insuline entraîne des niveaux élevés de glucose dans le sang *(Kaur et al., 2018)*.

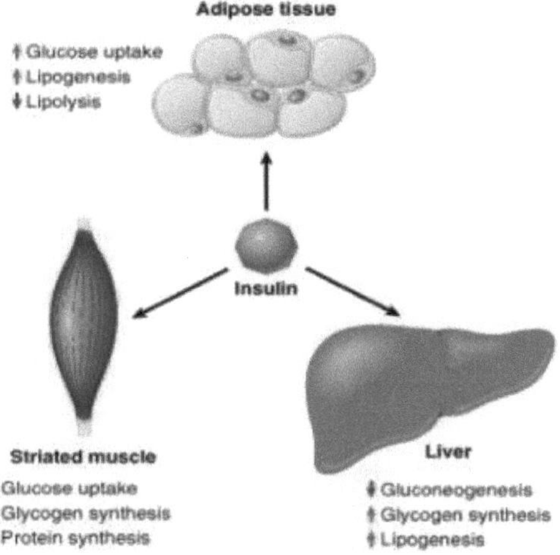

Figure (1) : Effet de l'insuline *(Mevin, 2013)*.

Classification du diabète :

> **Le diabète sucré de type 1 (T1DM)** (diabète juvénile) :

Le T1DM représente environ 5 à 10 % de tous les cas de diabète sucré *(Tauschmann et Hovorka, 2018)*, il se manifeste couramment pendant l'enfance *(Prodam et al., 2018)* et chez les adolescents *(Christoffersson et al., 2016)*. Elle est due à la destruction de la cellule bêta *(Dimitrioglou et al., 2019)* qui est causée par un processus auto-immun *(Ravi et al., 2018)*.

L'infiltration des îlots pancréatiques par les cellules immunitaires progresse dans le temps jusqu'à ce qu'une masse cellulaire β suffisante soit détruite et devienne non fonctionnelle, ce qui entraîne une augmentation de la glycémie et l'apparition d'une maladie clinique *(Marca et al., 2018)*. *Il s'*agit principalement de lymphocytes T et B, de macrophages et de cellules dendritiques, ce qui entraîne une carence absolue de la sécrétion d'insuline

(Chetan et al., 2018). ***Les*** auto-anticorps des cellules d'îlots de Langerhans contre l'insuline sont élevés dans le plasma comme marqueur indiquant la destruction des cellules B *(Lucier et Weinstock, 2018).*

Dans un système immunitaire fonctionnant normalement, plusieurs mécanismes complémentaires éliminent les cellules T réactives aux îlots de Langerhans ou contrôlent leur activité. Le T1DM résulte de la défaillance d'un ou de plusieurs de ces mécanismes immunitaires *(Chetan et al., 2018).*

Peu après le diagnostic, 60% des adultes atteints de DT1 ont une période de rémission partielle, caractérisée par de faibles besoins en insuline et un bon contrôle de la glycémie. Cette période est attribuée à deux facteurs : la récupération partielle de la fonction des cellules B et la correction de la sensibilité à l'insuline *(Chetan et al., 2018).*

Les symptômes du T1DM comprennent la perte de poids, la polyurie, la polydipsie et la polyphagie. Chez les patients atteints d'un DT1 de longue durée, les complications micro et macro vasculaires peuvent survenir *(Chetan et al., 2018).*

Certains patients, en particulier les enfants et les adolescents, peuvent présenter une acidocétose comme première manifestation de la maladie. D'autres présentent une hyperglycémie modérée à jeun *(Kara et al., 2018)* qui peut rapidement se transformer en hyperglycémie grave et/ou en acidocétose en présence d'une infection ou d'un autre stress *(American Diabetes Association, 2018).* Ces patients sont également sujets à d'autres troubles auto-immuns tels que la maladie de Graves, la thyroïdite de Hashimoto, la maladie d'Addison, le vitiligo, la sprue cœliaque, l'hépatite auto-immune, la myasthénie grave et l'anémie pernicieuse *(American Diabetes Association, 2018).*

En outre, la fonction des cellules pancréatiques α- est anormale et il y a une sécrétion excessive de glucagon. Normalement, la sécrétion de glucagon est réduite par l'hyperglycémie, mais chez les patients atteints de T1DM, la sécrétion de glucagon n'est pas réduite par l'hyperglycémie. Cela est dû à la surexpression de la protéine d'homéostasie des îlots de Langerhans (IHoP) dans le diabète, dont il a été démontré qu'elle affecte la synthèse et la sécrétion de glucagon dans la *cellule* pancréatique *α-*. Dans un pancréas sain, environ 15 à 20 % des cellules d'un îlot sont des *cellules α-* exprimant le glucagon, cependant, dans les îlots pancréatiques de type1diabète, le glucagon était exprimé par la majorité des cellules d'îlot, ce qui entraînait une augmentation des niveaux de glucagon. L'augmentation du taux de glucagon exagère les défauts métaboliques dus à la carence en insuline. Un tel cas entraîne une augmentation de la lipolyse et du niveau d'acides gras libres dans le plasma, ce qui entrave le métabolisme du glucose dans les muscles squelettiques. De plus, la carence en insuline supprime l'expression de nombreux gènes nécessaires au métabolisme normal du glucose, tels que la glucokinase dans le foie et le transporteur de glucose de type 4 (GLUT 4) présent dans le tissu adipeux *(Cryer, 2006 ; Baynes, 2015 et Oh et al., 2017)*.

➢ **Le diabète sucré de type 2 (DT2) :**

Le DT2 représente environ 80 à 90 % de tous les cas de diabète sucré *(Kumar et al., 2018)*. La prévalence chez les enfants et les adultes augmente de façon spectaculaire dans le monde entier *(Mandal et al., 2018)*.

Les principaux facteurs de risque prédisposant au DT2 sont l'obésité, les antécédents familiaux, la sédentarité *(Lascar et al., 2018),* chez les personnes souffrant d'hypertension ou de dyslipidémie (cholestérol élevé, lipoprotéines de basse densité et triglycérides " TG ") *(Fallahzadeh et al., 2019).* Il existe une association entre la consommation élevée de boissons sucrées et le risque de DT2 *(Mozaffarian, 2016).*

Bien que le métabolisme du glucose soit anormal, les critères du diabète ne sont pas encore remplis. Le passage d'un métabolisme normal du glucose au DT2 se fait par une phase intermédiaire caractérisée par une altération de la tolérance au glucose (IGT) et/ou une altération du glucose à jeun (IFG) *(Hurtado et Vella, 2018).*

Dans le DT2, l'hyperglycémie est le résultat d'une production insuffisante d'insuline et de l'incapacité de l'organisme à répondre pleinement à l'insuline (insulinorésistance) *(Kaur et al., 2018).*

Le DT2 est caractérisé par une sécrétion d'insuline défectueuse et retardée ainsi que par une suppression postprandiale anormale du glucagon. Ces anomalies expliquent, en partie, la suppression défectueuse de la production endogène de glucose après un repas ; ceci, combiné à une diminution de l'absorption périphérique de glucose, contribue à l'hyperglycémie postprandiale. L'insuline est sécrétée de manière pulsatile, ce qui entraîne des oscillations à haute fréquence de la concentration d'insuline dans la circulation portale et, dans une moindre mesure, périphérique. Cette pulsatilité est désordonnée chez les personnes atteintes de DT2 *(Hurtado et Vella, 2018).*

L'autre défaut pathologique est l'insulinorésistance. Au départ, il y a une augmentation compensatoire de la sécrétion d'insuline, qui maintient les niveaux de glucose dans la plage normale. Au fur et à mesure que l'affection progresse, les cellules bêta se modifient et la sécrétion d'insuline est incapable de maintenir l'homéostasie du glucose, ce qui produit une hyperglycémie *(Goyal et Jialal, 2019)*.

La résistance à l'action de l'insuline entraîne une diminution de l'absorption du glucose par la périphérie (par les muscles et la graisse), une suppression incomplète de la production hépatique de glucose et une diminution de l'absorption des TG par la graisse *(Hurtado et Vella, 2018)*.

L'acidocétose se produit rarement dans ce type de diabète. Elle survient généralement en association avec le stress d'une autre maladie telle qu'une infection *(American Diabetes Association, 2018)*.

Le diabète reste souvent non diagnostiqué pendant de nombreuses années car l'hyperglycémie se développe progressivement et, à des stades plus précoces, elle n'est souvent pas assez grave pour que le patient remarque l'un des symptômes classiques du *diabète (American Diabetes Association, 2018)*.

> **Diabète sucré gestationnel (DSG)** :

Le DSG est une complication grave de la grossesse, dans laquelle les femmes qui n'ont pas été diagnostiquées auparavant comme diabétiques développent une hyperglycémie pendant la gestation *(Plows et al., 2018)*.

Bien que la plupart des cas se résolvent avec l'accouchement, la définition s'applique que l'état persiste ou non après la grossesse et n'exclut pas la possibilité qu'une intolérance au glucose non reconnue ait pu commencer en même temps que la grossesse *(Baynes, 2015 et American Diabetes Association, 2018)*.

> **Défauts génétiques dans l'action de l'insuline** :

Il existe des causes inhabituelles de diabète qui résultent d'anomalies génétiquement déterminées de l'action de l'insuline. Les anomalies métaboliques associées aux mutations du récepteur de l'insuline peuvent aller d'une hyperglycémie modérée à un diabète grave. Certaines personnes présentant ces mutations peuvent être atteintes d'acanthosis nigricans. Les femmes peuvent être virilisées et avoir des ovaires hypertrophiés et kystiques. Les syndromes présentent des mutations dans le gène du récepteur d'insuline avec des altérations ultérieures de la fonction du récepteur d'insuline et une résistance extrême à l'insuline *(Ta, 2014)*.

➢ **Maladies du pancréas exocrine :**

Les maladies exocrines du pancréas comprennent les affections bénignes et malignes de toute étiologie qui blessent le pancréas de façon diffuse. Les processus acquis comprennent la pancréatite, les traumatismes, les infections, le carcinome pancréatique, la mucoviscidose et l'hémochromatose *(Mezza et al., 2018)*.

À l'exception de celles causées par le cancer, les dommages au pancréas doivent être importants pour qu'il y ait diabète ; des adrénocarcinomes qui n'impliquent qu'une petite partie du pancréas ont été associés au diabète *(Ta, 2014)*.

➢ **Endocrinopathies :**

De nombreuses maladies endocriniennes peuvent être compliquées par le diabète, en raison de l'augmentation des niveaux d'hormones hyperglycémiques et de l'insulinorésistance *(Zahra et al., 2018)*. Plusieurs hormones (par exemple, l'hormone de croissance, le cortisol, le glucagon et l'épinéphrine) antagonisent l'action de l'insuline *(Ta, 2014)*. *Des* quantités excessives de ces hormones (par exemple, l'acromégalie

(*Alexopoulou et al., 2014)*, *le* syndrome de Cushing (*Ferraù et Korbonits, 2018)*, **le** glucagonome (*Song et al., 2018)*, *le* phéochromocytome (*Moghetti, 2018)* respectivement) peuvent provoquer le diabète. Cela se produit généralement chez des individus présentant des défauts préexistants de sécrétion d'insuline, et l'hyperglycémie se résorbe généralement lorsque l'excès d'hormones est résolu *(Ta, 2014)*.

> **Défauts génétiques de la β-Cell : diabète de maturité des jeunes (MODY) :**

Le MODY est une forme rare de DM causée par une mutation d'un seul gène *(Crenshaw et al., 2018)* héritée en tant que dominante autosomique *(Anık et al., 2015)*. Elle se caractérise par une altération de la sécrétion d'insuline avec des défauts d'action de l'insuline minimes ou nuls *(Ta, 2014)*.

Il existe environ 13 mutations génétiques différentes qui peuvent causer le phénotype MODY *(Crenshaw et al., 2018)*. Une mutation du facteur nucléaire hépatocytaire1A (HNF1A-MODY) est la forme la plus fréquente de diabète monogénique chez l'adulte *(Pavić et al., 2018)*.

Une deuxième forme est le diabète des jeunes à maturité de la glucokinase (GCK-MODY) qui est causé par des mutations hétérozygotes inactivantes dans le gène GCK *(Chakera et al., 2015)*. Il en résulte une molécule de glucokinase défectueuse. La glucokinase convertit le glucose en glucose-6-phosphate, dont le métabolisme stimule à son tour la sécrétion d'insuline par la cellule β *(Ta, 2014)*.

Complications du diabète sucré *(Asmat et al., 2016)*.

Complications aiguës :

1. Coma hypoglycémique.

2. Acidocétose diabétique (ACD).

3. Coma hyperglycémique hyperosmolaire non cétonique.

4. Infections.

Des complications chroniques :

- Complications micro-vasculaires :

    1. Néphropathie diabétique.

    2. Rétinopathie diabétique.

    3. Neuropathie diabétique.

- Complications macro-vasculaires :

    1. Maladie cardio-vasculaire.

    2. Maladie cérébrovasculaire (accident vasculaire cérébral).

Hormones d'incrétine

Les incrétines sont des hormones intestinales qui, dans des circonstances physiologiques, contribuent à la stimulation de la sécrétion des hormones pancréatiques {insuline, glucagon et polypeptide pancréatique (PP)}. *(Rehfeld, 2018)*. Les deux principales hormones intestinales sont : le glucagon-like peptide 1 (GLP1) et le polypeptide inhibiteur gastrique (GIP ; également connu sous le nom de glucose-dependent insulinotropic polypeptide) *(Gribble et Reimann, 2019)*.

Les actions insulinotropes des hormones incrétines nécessitent toujours un degré permissif d'hyperglycémie. Le rôle des hormones incrétines est d'augmenter les réponses sécrétoires de l'insuline initiées par l'hyperglycémie *(Nauck et Meier, 2018)*.

Il existe deux formes biologiquement actives de GLP-1 : GLP-1-(7-37) et GLP-1-(7-36) NH2, qui dérivent de la molécule de proglucagon par traitement post-traductionnel *(Bodnaruc et al., 2016)*.

Le GLP-1 est sécrété par les cellules L situées dans l'iléon *(Schiellerup et al., 2019)* et exerce ses effets via le récepteur GLP-1 (GLP1R) qui appartient à la famille des récepteurs couplés aux protéines G (RCPG) *(Alexiadou et al., 2019)*.

L'hormone incrétine GLP-1 est un puissant facteur de satiété *(Andersen et al., 2018)* en agissant sur des régions de l'hypothalamus et du cerveau postérieur *(López-Ferreras et al., 2018)*. *Le* GLP-1 agit également dans le tractus gastro-intestinal en inhibant la sécrétion gastrique et en ralentissant la vidange gastrique, atténuant ainsi l'augmentation postprandiale des niveaux de glucose *(Alexiadou et al., 2019)*. Il stimule la synthèse glucose-dépendante et la libération d'insuline des cellules pancréatiques β et supprime la gluconéogenèse hépatique en supprimant la sécrétion de glucagon des cellules α- contribuant finalement à l'effet antihyperglycémique *(Patel et al., 2019)*.

Il réduit également la stéatose hépatique, l'inflammation du foie et les lésions des hépatocytes ; ces effets pourraient être directs *(Jin et Weng, 2016)* ou indirects par le biais de la perte de poids *(Drucker, 2016)*, diminue la production hépatique de glucose et augmente l'absorption de glucose dans les muscles *(Koopman et al., 2018)*.

Le GIP est un composé de 42 acides aminés synthétisé et sécrété par les cellules K entéroendocrines situées principalement dans l'intestin grêle proximal *(Schiellerup et al., 2019)* et exerce ses actions par l'intermédiaire du récepteur GIP (GIPR), un RCPG à sept trans membranes de la famille des stimulateurs G *(Capozzi et al., 2018)*.

Le GIP augmente le dépôt de graisse dans le tissu adipeux *(Alexiadou et al., 2019).* Il a un effet positif sur la formation osseuse et sur la régulation de la résorption osseuse *(Kolodziejski et al., 2018).*

Le GIP stimule la sécrétion de glucagon *(Gasbjerg et al., 2018)* et réduit la sécrétion d'acide gastrique *(Kolodziejski et al., 2018).*

La dipeptidyl peptidase-IV (DPP-IV) est une enzyme complexe exprimée dans les cellules épithéliales, les cellules endothéliales capillaires et les lymphocytes du tractus gastro-intestinal, des reins, du foie, du cœur et du cerveau *(Rotondo et al., 2019). Il s'*agit d'une exopeptidase qui clive un large éventail de cibles peptidiques, dont le GLP-1 et le GIP, limitant ainsi leur activité *(Capozzi et al., 2018).* En clivant les dipeptides X-proline de l'extrémité N-terminale des polypeptides ou des protéines, elle se trouve dans de nombreuses cellules & tissus et joue un rôle important dans plusieurs processus physiologiques (Xing *et al., 2018).*

La DPP-IV contrôle l'homéostasie du glucose par l'arrêt enzymatique de l'action de l'incrétine *(Varin et al., 2019)* par la production de métabolites inactifs, qui sont excrétés par les reins *(Radojčin et Polovina, 2018).*

La DPP-IV a son expression cellulaire la plus élevée dans les reins des mammifères, se trouvant dans la bordure en brosse des tubules proximaux, l'endothélium des capillaires glomérulaires et l'épithélium de la capsule de Bowman *(Hasan et Hocher, 2017).*

Les cellules du système immunitaire expriment abondamment la DPP-IV et cette molécule contribue à l'inflammation des structures rénales *(Nistala et Savin, 2017).*

L'hypoxie entraîne une augmentation de l'expression du DPP-IV qui contribue aux conséquences néfastes de l'ischémie médullaire rénale *(Tsimihodimos et Elisaf, 2018)*.

STREPTOZOTOCINE ET NICOTINAMIDE

Streptozotocine :

Source :

La streptozotocine (STZ) est un produit naturel de la nitrosourée *(Chakraborty et al., 2018).* Elle a été découverte dans une souche de la bactérie du sol à Gram positif Streptomyces achromogenes *(Isaev et al., 2018).*

Il est approuvé par la Food and Drug Administration (FDA) pour une utilisation chez les patients atteints d'un cancer métastatique à cellules β *(Rosol et al., 2013).*

Le STZ et l'alloxan sont deux médicaments importants pour créer des modèles animaux de diabète sucré. La STZ est l'agent de prédilection pour induire un diabète de type 2 expérimental ; elle présente plus d'avantages que l'alloxan, par exemple la gamme de doses de la STZ n'est pas aussi étroite que dans le cas de l'alloxan. La plus grande stabilité chimique et la plus faible toxicité de la STZ permettent une manipulation plus facile et un dosage plus souple par rapport à l'alloxan. Le traitement par la STZ a induit un diabète chez 95% des rats qui est plus élevé que l'alloxan qui n'a causé le diabète que chez 70% des rats *(Goud et al., 2015).* La STZ a presque complètement remplacé l'alloxan pour l'induction du diabète à cause de : Une plus grande sélectivité vis-à-vis des cellules B, le développement de complications diabétiques bien caractérisées avec une faible incidence de cétose, un taux de mortalité plus faible et une hyperglycémie soutenue ou une induction irréversible du diabète *(Goud et al., 2015 et Maqbool et al., 2019).*

Structure chimique :

STZ est le (2-désoxy-2-(3-méthyl-3-nitrosouréido)-d-glucopyranose) *(Sviglerova et al., 2017)*.

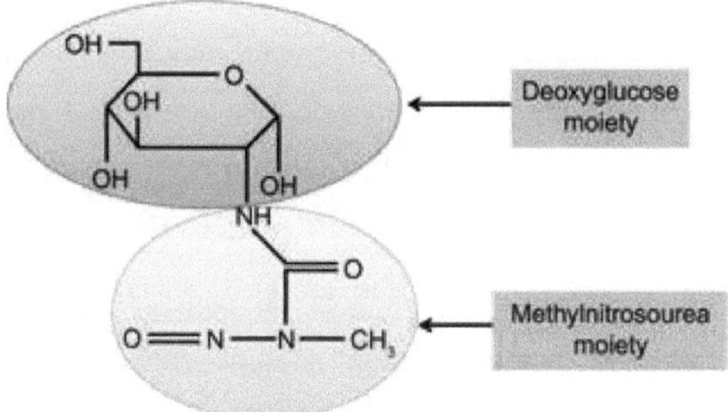

Figure (2) : Formule de la structure chimique de la STZ *(Wu et Yan, 2015)*.

Propriétés chimiques :

La STZ peut être stockée à 4 °C pour le court terme, mais le stockage à long terme nécessite -20 °C car elle est stable à cette température pendant au moins 2 ans *(Goud et al., 2015)*.

La STZ est très soluble dans l'eau, les cétones et les alcools inférieurs, mais légèrement soluble dans les solvants organiques polaires *(Vivek, 2010)*. Elle a une demi-vie biologique de 5 à 15 minutes *(Lee et al., et Sharma et al., 2010)*.

Le STZ peut être dissous dans une solution saline acidifiée à 0,9 % à pH 4,5 et dans un tampon au citrate 0,05-0,1 M glacé ajusté à pH 4,5. Toutefois, une solution stable de STZ dans un tampon au citrate (pH 4,5) est plus adaptée à l'injection *(Ghasemi et al., 2014)*.

Mode d'action :

Rakieten (1963) a été le premier à démontrer que le diabète induit par le STZ dans un modèle animal. Sur la base du modèle expérimental précédent, il est fréquemment utilisé une dose intraveineuse unique comprise entre 40 et 60 mg/kg de poids corporel *(Rajendiran et al., 2018)*. *La* STZ possède un effet diabétogène grâce à son action dommageable spécifique contre les cellules pancréatiques β- *(Thangaraj, 2016)*.

Le STZ est transporté sélectivement vers les cellules bêta du pancréas par le transporteur de glucose de type 2(GLUT2), puisqu'il s'agit d'analogues du glucose, mais pas par d'autres transporteurs de glucose. La STZ se divise en glucose et en méthylnitrosourée *(Hasan et al., 2018)*.

La STZ détruit les cellules bêta du pancréas en déprimant les nucléotides pyridine : nicotinamide adénine dinucléotide (NAD) et nicotinamide adénine dinucléotide réduit (NADH) *(Nelson, 2015)*. Et l'épuisement du NAD+ entraînant la mort nécrotique des cellules β- *(King, 2017)*.

La toxicité dépend de l'activité alkylante de l'acide désoxyribonucléique (ADN) de la méthylnitrosourée *(Estil- les et al., 2018)*. *Le* transfert du groupe méthyle de la STZ à l'ADN provoque des dommages et la formation d'une fragmentation de l'ADN *(Rajendiran et al., 2018)* et l'activation de la poly adénosine di phosphate ribose polymérase 1(PARP-1) *(Mallek et al., 2018)*.

La kinase C-Jun N-terminale (JNK) est également impliquée dans la cytotoxicité de la STZ. Une activité accrue de cette enzyme est observée en cas de stress cellulaire entraînant la mort des cellules. L'activation de la JNK par la STZ est due à une activité accrue de la PARP-1 *(Kishore et al., 2017)*.

L'action cytotoxique de la STZ conduit à la génération d'espèces réactives de l'oxygène (ROS) telles que l'anion superoxyde, qui est responsable des dommages oxydatifs dans les tissus pancréatiques *(Paudel et al., 2018)*.

La STZ pourrait libérer du monoxyde d'azote (NO) car elle possède un groupe nitroso *(Hasan et al., 2018)*. *Le* NO se combine avec l'anion superoxyde pour former du peroxynitrite qui se décompose en radicaux hydroxyles génotoxiques et entraîne des dommages à l'ADN par la perturbation de la production de triphosphate d'adénosine (ATP) dans les mitochondries *(Ghasemi et al., 2014)*. Cette diminution globale de l'ATP entraîne une inhibition de la synthèse et de la sécrétion d'insuline *(Mallek et al., 2018)*.

Nicotinamide :

Le nicotinamide (NIC) (pyridine-3-carboxamide), également appelé niacinamide *(Sil et al., 2018)* est le composé amide hydrosoluble *(Fricker et al., 2018)* de la vitamine B niacine *(Lai et al., 2019)*.

Source :

Les NIC se retrouvent dans l'alimentation via la consommation d'œufs, de viande, de poisson et de champignons. Une autre source de NIC est le métabolisme du tryptophane endogène, un acide aminé essentiel *(Fricker et al., 2018)*.

Métabolisme de la nicotinamide :

La NIC est ingérée dans les aliments sous forme de pyridine NAD et de nicotinamide adénine dinucléotide phosphate (NADP) dans les tissus végétaux et animaux. Après la séparation des coenzymes, la NIC est absorbée presque complètement dans l'intestin grêle *(Wohlrab et Kreft, 2014)*. *Les NIC* sont stockées sous forme de NAD en petites quantités seulement dans le foie, la plupart des êtres étant soit excrétés par les reins, soit catabolisés pour fournir l'autre élément clé du métabolisme *(Fricker et al., 2018)*.

Carence :

Des carences en NIC et en niacine pourraient entraîner une diminution de la production de NAD+ et provoquer la pellagre *(Meng et al., 2018)*. *La* pellagre est caractérisée par la triade diarrhée, dermatite et démence *(Bains et al., 2018)*.

Effets négatifs :

La NIC est un composé sûr et peu coûteux, dont les effets secondaires sont négligeables. Aucun cas de tératogénicité n'a été signalé avec la NIC. Les effets secondaires mineurs comprennent des nausées, des vomissements, des maux de tête et de la fatigue *(Bains et al., 2018)*.

Fonction :

Le NIC est le précurseur du NAD. Les NIC peuvent être converties en mononucléotide de nicotinamide (NMN) par la nicotinamide phosphoribosyl transférase (NAMPT), qui est ensuite transformée en NAD+ par la nicotinamide mononucléotide adenylylt transférase (NMNAT) *(Meng et al., 2018)*.

Le NAD+, sa forme réduite NADH, et ses formes phosphoriées NADP et sa forme réduite NADPH sont impliqués dans la glycolyse, la voie du pentose phosphate, le cycle de l'acide citrique, le métabolisme des corps cétoniques, des lipides et des acides aminés (Klimova et *al., 2018 et Klimova & Kristian, 2019), la* phosphorylation *oxydative* et la production d'ATP (Braidy et *al., 2018)*.

Le NAD+ agit comme un transporteur d'électrons qui aide à l'interconversion de l'énergie entre les nutriments et la monnaie énergétique de la cellule, l'ATP *(Goody et Henry, 2018). Le* NADP+ est un inhibiteur endogène de l'adénosine diphosphate (ADP)-ribosylation qui est une modification post-traduction synthétisée en réponse à un stress génotoxique et utilise le NAD+ comme donneur d'ADP-ribose *(Bian et al., 2019)*.

Le NAD+ et le NADP sont responsables d'une grande variété de réactions enzymatiques d'oxydation-réduction ("réaction redox") *(Perricone et Perricone, 2018)*. De plus, la NIC exerce des propriétés antioxydantes *(Kishore et al., 2017)* par le biais de la réaction redox ; et qu'elle peut capter les ROS et a une activité anti-inflammatoire *(Perricone et Perricone, 2018)*.

La NIC améliore également la régénération des cellules β- et la croissance des cellules d'îlots et inhibe l'apoptose ; elle peut agir comme un accepteur de groupe méthyle, ce qui réduit la méthylation de l'ADN causée par la STZ *(Ghasemi et al., 2014)*. Par conséquent, la sécrétion d'insuline est toujours préservée en réponse au glucose *(Birgani et al., 2018)*.

REIN

Les reins sont appariés, en forme de haricot (chez la plupart des mammifères), à des organes excréteurs *(Radi, 2019)* qui se situent dans le rétropéritoine entre les apophyses transversales du thorax 12 et du lombaire 3 de chaque côté de la colonne vertébrale, le rein gauche étant légèrement supérieur au droit *(Kirkpatrick et Leslie, 2019)*.

Les principales fonctions du rein sont : la régulation de l'équilibre en sel et en eau, l'élimination des toxines et des métabolites, l'homéostasie des électrolytes, l'équilibre acido-basique et la production d'hormones (Meltzer*, 2019)*.

Dans le rein, les cellules épithéliales tubulaires consomment le plus d'énergie en raison des mécanismes de transport actifs, elles sont donc les plus susceptibles de subir des lésions en raison d'états hypoxiques ou de faible énergie *(Lin, 2017)*.

Le parenchyme rénal est composé d'un grand nombre de tubules urinifères, liés par un peu de tissu conjonctif comprenant des vaisseaux sanguins, des lymphatiques et des nerfs. Chacun de ces tubules urinifères est constitué de néphrons *(Brenner, 2019)*. Le parenchyme rénal est divisé en cortex externe et en moelle interne *(Buffi et al., 2018)*.

La moelle épinière est divisée en 4 à 19 masses coniques appelées pyramides rénales et le sommet de chaque pyramide se termine par une papille qui se trouve dans le calice mineur. De nombreux calices mineurs se transforment en calices majeurs *(Koeppen et Stanton, 2019)*. Le cortex rénal englobe chacune des pyramides rénales à l'exception de leur papille *(Brenner, 2019)*.

Le bassin rénal est une cavité formée par l'expansion de l'uretère dans le rein au niveau du hile. Les extensions en forme d'entonnoir du bassin rénal sont appelées calices *(Scanlon et Sanders, 2019)*.

Néphrons :

Chaque rein est composé d'environ un million de néphrons, chacun fonctionnant indépendamment comme une unité de filtration, de réabsorption et de sécrétion *(Levitan et al., 2018)*.

Chaque néphron possède deux parties principales : un corpuscule rénal et un tubule rénal *(Scanlon et Sanders, 2019)*.

Le corpuscule rénal est constitué d'un glomérule entouré d'une capsule de Bowman. Le glomérule est un réseau capillaire qui provient d'une artériole afférente et se vide dans une artériole efférente *(Scanlon et Sanders, 2019)*.

La barrière glomérulaire de filtration (GFB) est composée d'un réseau capillaire doublé d'une fine couche de cellules endothéliales fenêtrées, d'une membrane basale glomérulaire (GBM), d'une région centrale composée de cellules mésangiales et d'une matrice, d'une couche interne (viscérale) de cellules dans la capsule de Bowman qui s'enroulent autour du capillaire formant des processus podocytaires et de cellules épithéliales pariétales (externes) *(Devlin & Craven, 2018 et Radi, 2019)*.

L'appareil juxtaglomérulaire (JGA) est une région de contact spécialisée entre le glomérule et le tubule distal convoluté. Le JGA est composé de (1) La macula densa (MD) du membre épais ascendant (2) Un composant vasculaire constitué d'artérioles afférentes et efférentes et de cellules granulaires de l'artériole afférente qui produit la rénine et l'angiotensine II (A II) (3) Le mésangium extra glomérulaire *(Haschek et al., 2013 et Cangiotti et al., 2018).*

Tubules rénaux :

Le tubule rénal se poursuit à partir de la capsule de Bowman et se compose des parties suivantes : tubule proximal convoluté, boucle de Henle et tubule distal convoluté *(Radi, 2019).* Les tubules distaux convolutés de plusieurs néphrons se vident dans un tubule collecteur. Plusieurs tubules collecteurs s'unissent ensuite pour former un canal papillaire qui évacue l'urine dans un calice du bassin rénal *(Scanlon et Sanders, 2019).*

L'approvisionnement en sang :

Les artères rénales sont des paires d'artères terminales ramifiées de l'aorte abdominale au niveau de la première vertèbre lombaire (L1) et de la deuxième vertèbre lombaire (L2) *(Animaw et al., 2018).* Les reins reçoivent environ 25 % du débit cardiaque, ce qui est une condition préalable pour maintenir un taux de filtration glomérulaire suffisant *(Schiffer et al., 2018).*

Les artères rénales se divisent avant d'entrer dans le hile rénal en divisions antérieures et postérieures. La division antérieure se divise ensuite en artères segmentaires supérieure, moyenne, inférieure et apicale, tandis que la division postérieure forme l'artère segmentaire postérieure *(Leslie et Sharma, 2018).*

Les artères segmentaires se divisent ensuite en lobes, interlobes et ces artères s'étendent jusqu'à la jonction corticomédullaire pour former les artères arquées. Les artères interlobulaires donnent naissance à des artérioles afférentes qui donnent naissance à des capillaires glomérulaires

(Radi, 2019). Lorsque ces capillaires sortent du glomérule, ils se transforment en artérioles efférentes qui se ramifient pour former des capillaires péritubulaires. Les artérioles efférentes s'étendent dans la moelle en tant que vasa recta et alimentent la moelle externe et interne *(Fogo et al., 2014).*

Les vaisseaux du système veineux sont parallèles aux vaisseaux artériels et partent progressivement de la veine interlobulaire, de la veine arquée, de la veine interlobaire et de la veine rénale *(Koeppen et Stanton, 2019).*

L'innervation des reins :

L'apport autonome au rein est responsable de la régulation de la pression sanguine. Les reins reçoivent l'apport autonome à la fois du parasympathique via le nerf vague et du sympathique qui provient des niveaux de la moelle épinière, du système nerveux thoracique 11-lombaire 3 via le plexus rénal *(Lopez et Khorasani-Zadeh, 2019).*

La diminution de la pression au niveau du sinus carotidien due à la diminution du volume circulant augmentera l'activité sympathique du rein. Une augmentation graduelle de l'activité sympathique entraîne une augmentation progressive de la sécrétion de rénine médiée par les bêta-adrénocepteurs et une diminution de l'excrétion de sodium et d'eau médiée par les alpha-adrénocepteurs ainsi qu'une vasoconstriction du rein *(Kirkpatrick et Leslie, 2019).* L'activation des récepteurs cardiopulmonaires due à l'étirement et à l'expansion de volume réduit l'activité sympathique, ce qui entraîne une baisse du taux de rénine et une augmentation de l'excrétion de sodium et d'eau, ainsi qu'une vasodilatation rénale *(Becker et al., 2019).*

NÉPHROPATHIE DIABÉTIQUE

La néphropathie diabétique (DN), également connue sous le nom de maladie rénale diabétique *(Liu et al, 2019)* qui est définie comme la présence persistante d'une albuminurie sévèrement élevée de plus de 300 mg/24 h (ou >200 μg/min) ou un rapport albumine-créatinine > 300 mg/g de créatinine confirmé dans au moins deux échantillons sur trois, avec présence simultanée de rétinopathie diabétique et absence de signes d'autres formes de maladie rénale (Rossing et *Frimodt-Møller, 2019)*.

Signes et symptômes :

Le diabète avec microalbuminurie (30 mg/jour) est un signe clinique précoce de DN ; il évolue ensuite vers une macroalbuminurie (>300 mg/jour) (**Reidy** *et al., 2014)*.

Le premier symptôme est généralement un œdème périphérique qui survient à un stade très avancé de la maladie de Newcastle *(Persson et Rossing, 2018)*.

La DN est caractérisée par une augmentation progressive de la protéinurie et de la pression artérielle *(Valencia et Florez, 2017)*, *une* diminution progressive de la filtration glomérulaire et une perte de la fonction rénale *(American Diabetes Association, 2018)*.

Les facteurs de risque :

La DN est causée par une augmentation de la glycémie, l'hypertension, le stress oxydatif, l'inflammation *(Liu et al., 2018)*, des antécédents familiaux de néphropathie diabétique *(Elnajjar et al., 2016)* ; *la* dyslipidémie, l'obésité et l'insulinorésistance sont les principaux facteurs de risque de la néphropathie diabétique *(Sulaiman, 2019)*.

Physiopathologie :

Le stress oxydatif se produit lorsque l'équilibre entre les pro-oxydants et les antioxydants penche vers l'état pro-oxydant qui peut être caractérisé par un excès de ROS. Les ROS, qu'ils soient produits localement ou provenant de sources externes, jouent un rôle important dans les processus physiologiques normaux, mais un excès de ROS peut endommager les structures cellulaires *(Cheng et al., 2019)*. *La* production de ROS est augmentée par l'hyperglycémie *(Saleem et al., 2018)*.

L'hyperglycémie entraîne la formation de produits finaux de glycation avancée (AGE) et l'activation de cytokines provoquant une hyperfiltration et des lésions rénales *(Batuman, 2018)*.

Ces modifications entraînent une hyperfiltration glomérulaire, une hypertension glomérulaire, une hypertrophie rénale et une altération de la composition glomérulaire, qui se manifestent cliniquement par une albuminurie et une hypertension *(Umanath et Lewis, 2018)*.

Les AGE sont formés par la réaction non enzymatique du glucose et d'autres composés glycants dérivés à la fois du glucose et de l'oxydation accrue des acides gras *(Giacco et Brownlee, 2010)*.

L'insulte répétée ou chronique aux reins entraîne le dépôt de la matriceextracellulaire, l'épaississement de la membrane basale glomérulaire, des modifications prolifératives et une atrophie tubulaire *(Umanath et Lewis, 2018)*. De plus, elle entraîne des dommages fibrotiques irréversibles aux glomérules (glomérulosclérose) et aux tubules rénaux (fibrose tubulo-interstitielle) et aboutit à une insuffisance rénale terminale **(Venkatachalam *et al.*, 2015)**.

Le rein contribue à l'aggravation de l'hyperglycémie en DT2 par la gluconéogenèse et la réabsorption du glucose *(Nauck, 2014)*.

Au fur et à mesure que la DN progresse, le GFB est endommagé. Le GFB est responsable de la filtration hautement sélective du sang qui entre dans les glomérules du rein et ne permet normalement que le passage de l'eau et de petites molécules, mais l'albumine ne passe pas à travers le GFB intact. Les dommages causés au GFB permettent aux protéines du sang de s'échapper, ce qui entraîne la protéinurie *(Mora-Fernández et al., 2014)*.

Le DT2 est caractérisé par une augmentation de l'activité de l'échangeur sodium-hydrogène 3(NHE3) dans le rein. Le glucose induit l'expression de NHE3 dans le mésangeau glomérulaire, l'épithélium tubulaire et l'endothélium vasculaire. Une activité accrue de NHE3 peut contribuer de manière importante à l'hyperfiltration glomérulaire, à la prolifération cellulaire tubulaire et à la rétention de sodium *(Packer, 2018)*.

Les tubules proximaux jouent un rôle majeur dans la microalbuminurie dans la DN *(Arruda-Junior et al., 2016)*. **La** DPP-IV trouvée dans le tubule proximal affecte l'expression et l'activité de surface de la NHE3 *(Nistala et al., 2014)*. *La* régulation à la hausse de la DPP-IV rénale a été corrélée à la glomérulosclérose dans la néphropathie diabétique *(Cappetta et al., 2019)*.

La DN comprend des étapes, la première commencée dès le début jusqu'à 5 ans, au cours desquelles il y a un épaississement de la membrane basale glomérulaire et un taux de filtration glomérulaire (GFR) limite. Pas d'albuminurie ni d'hypertension, mais une augmentation de 20 % de la taille des reins ainsi qu'une augmentation du débit plasmatique rénal. Le deuxième stade a commencé deux ans après le début de la maladie, avec une expansion mésangienne légère ou sévère, un épaississement de la membrane basale et une prolifération mésangienne, et aucun symptôme clinique. En outre, le troisième stade a commencé 5 à 10 ans après l'apparition, accompagné d'une sclérose nodulaire, avec des lésions glomérulaires et une microalbuminurie (30-300 mg/jour). Avec ou sans hypertension. Le quatrième stade comprend une glomérulosclérose diabétique avancée qui comprend des lésions tubulo-interstitielles et des lésions vasculaires. Dans laquelle on observe une protéinurie irréversible, une hypertension soutenue et un DFG inférieur à 60 ml/min/1,73 ^{m2}. Le dernier stade est l'ESRD avec GFR < 15 ml/min/1,73 m2 ([Tervaert] ***et al., 2014 et Gheith et al., 2016).***

La DN est la principale cause d'IRT dans le monde ; elle peut survenir chez des patients atteints de diabète sucré de type 1 ou de type 2 ***(Bus et al., 2018)*** qui peut nécessiter une hémodialyse ou même une transplantation rénale ***(Lizicarova et al., 2014)*** et c'est l'une des principales causes de décès chez les patients diabétiques ***(Narres et al., 2016).***

SITAGLIPTINE

Propriétés chimiques :

Le phosphate de sitagliptine monohydraté est un médicament antidiabétique *(Ali et al., 2018)*. *C'*est une poudre cristalline blanche, soluble dans l'eau et le N, N-diméthyl formamide, légèrement soluble dans le méthanol et très légèrement soluble dans l'éthanol, l'acétone et l'acétonitrile **(Sirigiri et al., 2018)**.

Structure chimique :

Phosphate de sitagliptine ayant la formule structurelle qui est le sel dihydrogénophosphate de (2R)-4-oxo-4-[3-(trifluorométhyl)-5,6 dihydro[1,2,4]triazolo[4,3 -a]pyrazin-7(8H)-yl]-1-(2,4,5-trifluorophényl) butan-2-amine *(Omwancha et al., 2019)*.

Figure (3) **:** Structure chimique de la sitagliptine *(Johnson et Schurr, 2011)*.

La sitagliptine peut être utilisée seule ou en combinaison avec d'autres médicaments, tels que la metformine *(Wang et al., 2018)*. *La* sitagliptine, le premier des inhibiteurs de la DPP-IV approuvés aux États-Unis (U.S.) *(Singh et al., 2018)*. En octobre 2006, la FDA américaine a approuvé la sitagliptine en monothérapie et comme traitement d'appoint à la metformine ou aux thiazolidinediones pour améliorer le contrôle de la glycémie chez les patients atteints de DT2 lorsque le régime alimentaire et l'exercice physique ne suffisent pas. En mars 2007, elle a également été approuvée par l'Union européenne *(Yuzbasioglu et al., 2018)*.

Mode d'action :

Il existe des contributions multi-organes dans l'hyperglycémie progressive chez les patients atteints de DT2 *(Sugimoto et al., 2018)*. *Il s'*agit notamment du fonctionnement inapproprié des cellules β, du tractus gastro-intestinal (carence ou résistance de l'hormone incrétine), des adipocytes (taux accru de lipolyse), des cellules α (excès de sécrétion de glucagon), des reins (réabsorption accrue de glucose), de la résistance musculaire/du foie à l'insuline et du cerveau (résistance à l'insuline et dérèglement du neurotransmetteur) *(Kalra et al., 2018)*.

Le système gastro-intestinal, en particulier les hormones incrétines, joue un rôle important dans la *physiopathologie* du DT2 *(Koopman et al., 2018)*. Les incrétines sont responsables de 50 à 70 % de la sécrétion d'insuline postprandiale chez les personnes en bonne santé. Cet effet d'incrétine tombe à <20% chez les patients atteints de DT2 (Yoo *et al., 2019)*. Le trouble de l'effet incrétine est un phénomène précoce dans la pathogenèse du DT2, et ce n'est pas le défaut qui conduit à la maladie *(Radojčin et Polovina, 2018)*.

La sitagliptine est un inhibiteur sélectif de l'enzyme DPP-IV, qui métabolise les hormones incrétines naturelles (GLP-1 et GIP) *(Yuzbasioglu et al., 2018)*.

L'effet insulinotrope, et hypoglycémiant, du GIP est presque absent chez les patients atteints de DT2, de sorte que les actions antihyperglycémiques des inhibiteurs de la DPP-IV ont été entièrement médiées par le GLP-1 en augmentant les concentrations actives du GLP-1 endogène de 2 à 4 fois *(Andersen et al., 2018)*, mais ne modifient pas les niveaux totaux de GLP-1. Cela indique que la sitagliptine maintient l'intégrité du GLP-1, mais ne modifie pas la sécrétion endogène *(Johnson et Schurr, 2011)*. En outre, les inhibiteurs de la DPP-IV préservent la masse cellulaire de β *(Wang et al., 2018)*.

Dosage et excrétion :

La sitagliptine est administrée par voie orale *(Mansur et al., 2019)*. Elle est généralement prise à une dose de 100 mg une fois par jour avec ou sans nourriture *(American Society of Health, 2019)* ou 50 mg deux fois par jour *(Haq Asif et al., 2018)*.

Environ 79 % de la sitagliptine est excrétée sous forme inchangée dans l'urine pour être éliminée sans métabolisme *(Haq Asif et al., 2018)*, *ce qui* nécessite un ajustement de la dose chez les patients atteints d'une maladie rénale chronique grave *(Merck et Co, 2017)* et aucun ajustement de la dose n'est recommandé chez les patients atteints d'une maladie du foie *(Rodrigues et Samuel, 2018)*.

PEINTURE PUNICA GRANATUM

Punica granatum (PG) généralement appelé Grenade, est un arbre à feuilles caduques appartenant à la famille des Punicaceae *(Mestry et al., 2017). Ce* sont des phytochimiques d'origine végétale connus pour leur activité antihyperglycémique et antioxydante *(Bhoutkar et Bhise, 2011).* Ces composés peuvent être divisés en sous-groupes tels que les acides phénoliques, les tanins et les flavonoïdes *(Singh et al., 2017 et Amri et al., 2018).*

Malgré les progrès réalisés dans le traitement du diabète, plusieurs défis restent à relever. Il s'agit notamment des effets secondaires associés à ces médicaments, du coût élevé de la plupart de ces médicaments et de leurs mécanismes d'action qui s'attaquent à la symptomatologie plutôt qu'à la physiopathologie sous-jacente *(Akimoladun et al., 2014).*

Les plantes médicinales ont été utilisées pour traiter diverses maladies humaines *(Mestry et al., 2017). La* PG est un médicament à base de plantes qui a traditionnellement une importance pour le traitement du diabète et de certains troubles rénaux *(Rathod et al., 2012).* Il est donc nécessaire d'évaluer les plantes pour leurs effets antidiabétiques en vue de développer de nouvelles stratégies plus efficaces pour la gestion du diabète *(Ekperikpe et al., 2019).*

La peau de la PG contient plus de composés biologiquement actifs que la partie consommée *(Abid et al., 2017). En* raison de ses bienfaits pour la santé, l'écorce de Punica granatum (PGP) est largement disponible dans les magasins de médecine traditionnelle et de phytothérapie, sûre, bon marché et relativement tolérable *(Khaled, 2015).*

L'extrait PGP (PGPE) est composé d'eau, de sucre, de protéines et de fibres. Les sucres réducteurs et non réducteurs constituaient la majeure partie du PGP, suivis par les fibres brutes *(Ullah et al., 2012)*.

Le PGP est une source potentielle de flavonoïdes tels que la catéchine, l'épicatéchine, la quercétine, les anthocyanes et les procyanidines *(Singh et al., 2018)*. Les flavonoïdes sont ceux qui ont fait l'objet d'une attention particulière, car ils ont montré divers avantages pour la santé, comme leur action anti-inflammatoire, antidiabétique, anti-allergique et antiplaquettaire *(Khan et al., 2018)*.

La couleur rouge du PGP est principalement due à la présence d'anthocyanines. De ce fait, elle possède une activité antioxydante plus élevée que les autres parties *(Amri et al., 2018 et Zhao et al., 2013)*.

De plus, le PGPE a des propriétés radioprotectrices, antifibrotiques et cicatrisantes. En outre, elle possède des activités antioxydantes, antibactériennes, immunomodulatrices, gastroprotectrices, larvicides, antifongiques, antitumorales, antimicrobiennes, antivirales, hypoglycémiques et renforce l'action de l'insuline *(Ahmed et al., 2014)*.

Effets antidiabétiques du PGP :

Le PGP a réduit la glycémie en augmentant la sécrétion d'insuline, en améliorant l'absorption du glucose par les tissus adipeux ou musculaires, en inhibant l'absorption du glucose par l'intestin et la production de glucose par le foie et en résolvant le problème de la carence en insuline *(Hasona et al., 2017)*.

En raison de ses propriétés de piégeage des radicaux libres, le PGP a la capacité de protéger les cellules pancréatiques β- contre les lésions en neutralisant l'effet des radicaux libres et d'augmenter le nombre de cellules pancréatiques β- régénérées *(Akhtar et al., 2019)*.

Le PGP provoque également l'inhibition des enzymes digestives des glucides car son contenu phénolique a été signalé comme offrant un inhibiteur de la α-glycosidase, retardant ainsi la digestion des glucides qui facilite une plus faible absorption du glucose *(Ahmed et al., 2014 et Bekir et al., 2016)*.

Le contenu en PGP comme l'acide ellagique et ses glycosides ont un effet profond sur l'activité de sensibilisation à l'insuline en augmentant l'expression génétique du récepteur gamma activé par les proliférateurs de peroxysomes (PPAR-γ) et du GLUT 4 qui active les voies de signalisation de l'insuline pour l'absorption du glucose *(Nankar et Doble, 2015)*.

Effets du PGP sur la cicatrisation des plaies :

L'examen biochimique et histologique a révélé que le PGP comporte d'énormes caractéristiques antimicrobiennes et antioxydantes qui contribuent à l'épithélialisation et à la production d'hydroxyproline pour régénérer les plaies *(Akhtar et al., 2019)*.

Les études suggèrent que l'application topique de polyphénols de grenade et de pommades à base de fractions lipophiles sur des plaies cutanées (plaies et lésions) entraîne un rétablissement significatif des plaies chez les patients diabétiques *(Huan et al., 2013)*.

Effets du PGP sur la promotion de la santé intestinale :

Les microbes intestinaux transforment les composés phénoliques intacts (par exemple, les ellagitannines et les anthocyanines) en métabolites bioactifs tels que l'acide ellagique et les urolithines. Les ellagitannins et les anthocyanes intacts agissent comme prébiotiques et ont un effet synergique en favorisant les propriétés probiotiques des Lactobacilles et des Bifidobactéries. Ils inhibent en outre la croissance des microbes pathogènes et préservent l'équilibre des microbiomes intestinaux *(Li et al., et Mosele et al., 2015)*.

Les polyphénols de grenade, en particulier les ellagitannines, la punicalagine et l'acide ellagique, atténuent la peroxydation des lipides de l'intestin grêle en renforçant le système de piégeage des radicaux libres (par exemple, le peroxyde d'hydrogène "H_2O_2") et en régulant les voies enzymatiques antioxydantes en tant que système de défense de première ligne de l'intestin grêle *(Al-Gubory et al., 2016)*.

Activités anthelminthiques du PGP :

L'administration orale de PGP à des animaux infestés de ténia (Raillietina spiralis) et de vers ronds (Ascaridia galli) a induit une paralysie des parasites et a réduit le temps de mort par rapport aux anthelminthiques pipérazine et albendazole. Des extraits de PGP présentent des propriétés ovicides et larvicides contre Gastrothylax indicus et Hymenolepis nana, ce qui en fait une nouvelle source d'agent anthelminthique *(Aggarwal et al., et Al-Megrin, 2016)*.

Les extraits de pelures de grenade montrent un rôle protecteur contre la parasitose induite par le Plasmodium (malaria) *(Hafiz et al., 2016)*.

Autres effets du PGP :

Le PGP a des activités anticancéreuses en induisant l'apoptose, l'arrêt du cycle cellulaire, l'antiangiogenèse et des activités antimutagenèses *(Turrini et al., 2015)*.

La recherche moderne suggère que la PG pourrait être utile pour le traitement de maladies graves comme le cancer de la prostate, l'arthrose et le diabète. Des études montrent également que les pépins de grenade pourraient aider à débarrasser le système digestif des graisses. La recherche clinique a suggéré que la PG a le potentiel de fluidifier le sang, d'augmenter le flux sanguin vers le cœur, de réduire la pression sanguine et de diminuer la plaque dans les artères *(Debjit et al., 2013)*.

La grenade présente des propriétés de protection de la peau contre les réactions médiées par les ultra-violets (UV). Le prétraitement avec des extraits de fruits de grenade protège les fibroblastes de la peau contre la mort cellulaire due aux UV. Une inhibition significative de la production d'espèces réactives d'oxygène induites par les UV et une augmentation des niveaux d'antioxydants intracellulaires *(Akhtar et al., 2019)*.

MATÉRIELS ET MÉTHODES

La présente étude a été réalisée à la faculté de médecine pour filles de l'animalerie de l'université d'Al-Azhar, au département d'histologie de la faculté de médecine pour filles de l'université d'Al-Azhar et à l'unité de biochimie et de biologie moléculaire de la faculté de médecine de l'université du Caire.

Animaux d'expérimentation :

Dans la présente étude, soixante rats albinos mâles adultes ont été utilisés. Leur poids corporel était compris entre 200 et 250 grammes. On a laissé les rats s'adapter à l'environnement pendant une semaine avant l'expérience. Les animaux ont été logés dans des cages maintenues dans des conditions standard : un cycle de lumière et d'obscurité de 12:12 h, une température ambiante d'environ 22-24°C et un accès libre à la nourriture ordinaire pour rats. Toutes les procédures expérimentales avaient été approuvées par le comité d'éthique de l'unité institutionnelle de soins aux animaux.

Drogues expérimentales :

1. Streptozotocine : Le médicament a été fourni sous forme de poudre (1 g) en flacon par Sigma-Aldrich.

2. Nicotinamide : le médicament a été fourni sous forme de poudre (100 g) par Loba Cheme.

3. Sitagliptine : Le médicament a été fourni sous forme de comprimés (50mg/comprimé) et a été administré aux rats à une dose de 10 mg/kg de poids corporel/jour par gavage oro-gastrique *(Mega et al., 2011)*.

Méthodologie expérimentale :

Induction du diabète sucré de type 2 :

Le diabète de type 2 a été induit chez des rats albinos mâles adultes à jeun pendant la nuit par une injection intrapéritonéale unique de streptozotocine fraîchement préparée (dose : 45 mg/kg de poids corporel) (***Zafar et al., 2009)*** dissoute dans un tampon au citrate de pH 4,5, 15 minutes après l'administration intrapéritonéale de nicotinamide dissous dans du sérum physiologique (110 mg/kg de poids corporel) *(**Naidu et al., 2016)**.*

L'hyperglycémie a été confirmée par des taux de glucose sanguin élevés après 72 heures, puis le 7e jour après l'injection. Les animaux présentant une glycémie à jeun supérieure à 250 mg/dL avaient été utilisés auparavant pour l'étude de la néphropathie diabétique *(**Uddandrao et al., 2018)**.*

Matériel végétal expérimental :

Les fruits frais PG étaient achetés sur les marchés locaux. Les fruits étaient coupés en portions et les arilles étaient séparées manuellement des pelures. Les pelures étaient coupées en petits morceaux et séchées au soleil jusqu'à déshydratation complète. Les pelures séchées étaient broyées en fine poudre dans un mortier. La poudre de pelures était conservée dans un récipient en plastique hermétique et stockée au 5 °C jusqu'à son utilisation. La poudre de pelures a été mise en suspension dans de l'eau distillée chaude (100 mg/1 ml) et a été administrée oralement à des rats par gavage gastrique (200 mg/kg) *(**Saad et al., 2015)**.*

Conception expérimentale :

Les rats ont été divisés en 6 groupes égaux ; chacun d'eux est composé de 10 rats comme suit :

- **Groupe I (groupe de contrôle) :** A reçu de la bouffe pour rats ordinaire.

- **Groupe II (groupe tampon citrate de contrôle) :** Ont reçu de la nourriture ordinaire pour rats et ont reçu une injection intrapéritonéale de tampon au citrate de sodium pH4,5 (véhicule de la STZ).

- **Groupe III (groupe des diabétiques) :** Les rats induisent le diabète de type 2 et sont utilisés comme groupe de contrôle des diabétiques.

- **Groupe IV (Diabétique plus Punica granatum groupe des extraits de pelures) : La** réception de l'extrait de pelures de Punica granatum a commencé une semaine après l'induction du diabète de type 2 pendant 6 semaines *(Ankita et al., 2015).*

- **Groupe V (Diabétique plus groupe sitagliptine) : La** sitagliptine reçue a commencé une semaine après l'induction du diabète de type 2 pendant 6 semaines *(Mega et al., 2011).*

- **Groupe VI (Diabétique traité à la sitagliptine et à l'extrait de pelures de Punica granatum) : La** réception de la sitagliptine et de l'extrait de pelures de Punica granatum a commencé une semaine après l'induction du diabète de type 2 pendant 6 semaines.

Protocole expérimental :

À la fin de la période expérimentale, les rats ont été placés dans une cage métabolique pendant 24 heures pour recueillir des échantillons d'urine afin de détecter le niveau de protéines totales et leur poids corporel a été mesuré à l'aide d'une balance ordinaire.

Échantillonnage :

1) Les échantillons de sang :

A la fin de la période expérimentale, les rats ont été mis à jeun pendant 12 heures puis des échantillons de sang ont été prélevés dans les sinus rétro-orbitaux à l'aide de tubes capillaires héparinés sous anesthésie à l'éther léger. Le sang était introduit dans le canthus interne de l'oeil et avançait doucement le long des côtés du globe dans le plexus veineux. Le tube a rompu les fins vaisseaux du plexus caverneux et le sang a été prélevé par cette voie rétro-orbitale, recueilli dans un tube d'acide éthylène diamine tétra-acétique (EDITA) comme anticoagulant pour l'évaluation du taux d'hémoglobine glyquée (HbA1c) dans le sang, et dans un tube d'Eppendorf pour d'autres mesures dans le sérum.

Préparation du sérum :

Les échantillons de sang ont été prélevés et laissés coaguler pendant 30 minutes à température ambiante, puis centrifugés à 5000 tr/min pendant 20 minutes pour séparer le sérum et conservés à (-4°C) pendant 4 heures maximum ou à (-20 °C) jusqu'à une nouvelle estimation biochimique *(Tuck et al., 2008).*

Le sérum utilisé pour l'estimation de :

1. Taux de glucose sérique à jeun (FSBG).

2. Urée et taux d'azote uréique sanguin (BUN).

3. Niveau de créatinine.

*2) **Échantillons de tissus :***

Après les prélèvements sanguins, les rats ont été sacrifiés par dislocation cervicale. Les reins ont été excisés, le rein gauche de chaque rat a été rapidement disséqué et lavé avec une solution saline et fixé dans du formol à 10% pour l'examen histopathologique.

Homogénéat tissulaire du rein droit :

1. Avant la dissection, perfuser les tissus avec une solution saline tamponnée au phosphate, pH 7, contenant 0,16 mg / ml d'héparine pour éliminer les globules rouges et les caillots.

2. Homogénéiser le tissu dans 5 à 10 ml de tampon froid (c'est-à-dire 50 mM de phosphate de potassium, pH 7,5. 1 mM d'EDTA) par gramme de tissu.

3. Centrifuger à 100 000 x g pendant 15 minutes à 4 °C.

4. Retirez le surnageant pour l'analyse et conservez-le sur de la glace. Si le test n'est pas effectué le jour même, congelez l'échantillon à - 80 °C. L'échantillon sera stable pendant au moins un mois.

Le surnageant a été estimé pour :

I. Peroxydation des lipides (Malonyldialdéhyde "MDA"),

II. Niveau alpha du facteur de nécrose tumorale (TNFα).

III. Enzymes antiperoxydatives endogènes telles que le glutathion (GSH), la catalase (CAT) et la superoxyde dismutase (SOD).

À la fin de la période expérimentale, tous les groupes ont été soumis aux enquêtes suivantes :

I. <u>Mesure du taux d'hémoglobine glyquée (HbA1c)</u> :

L'hémoglobine glyquée a été dosée selon la méthode adoptée par *Trivelli et al. (1971)* en utilisant le kit de glucose de la société Biomed Diagnostics.

Principe :

L'hémoglobine glyquée (GHb) est définie opérationnellement comme la fraction rapide des hémoglobines HbA1 (Hb Ala, Alb, Alc) qui éluent en premier lors de la chromatographie sur colonne. L'hémoglobine non glycosylée, qui constitue la majeure partie de l'hémoglobine, a été désignée HbAo. Une préparation hémolysée de sang total est mélangée en continu pendant 5 minutes avec une résine échangeuse de cations faiblement liée. La fraction labile est éliminée pendant la préparation de l'hémolysat et pendant la liaison. Pendant le mélange, l'HbAo se lie à la résine échangeuse d'ions, laissant l'hémoglobine glyquée libre dans le surnageant. Après la période de mélange, un filtre séparateur est utilisé pour éliminer la résine du surnageant. Le pourcentage d'hémoglobine glycosylée est déterminé en mesurant l'absorbance de la fraction d'hémoglobine glycosylée et la fraction d'hémoglobine totale est utilisée pour calculer le pourcentage d'hémoglobine glycosylée de l'échantillon.

Contenu :

Contenu	10 Tests	25Tests
Résine d'échange d'ions	10 x 3 ml	25 x 3 ml
(Tubes prédistribués)		
Réactif de lyse	5 ml	12,5 ml
Séparateurs de résine	10 Nos	25 Nos
Contrôle	10%	1*1 ml

Paramètres du système :

- Longueur d'onde : 415 nm (Hg 405nm).

- Chemin de lumière : 1cm

- La température : Température ambiante.

Procédure :

A. *Contrôle de la reconstitution :*

Reconstituer avec 1 ml d'eau distillée et laisser reposer pendant 10 minutes. Le témoin reconstitué est stable pendant au moins 7 jours lorsqu'il est stocké à 2-8C fermé hermétiquement et au moins 4 semaines lorsqu'il est stocké à 20 C.

B. *Préparation de l'hémolysat :*

1. Distribuez 0,5 ml de réactif de lyse dans des tubes étiquetés comme test.

2. Ajouter 0,1 ml de l'échantillon de sang bien mélangé reconstitué dans les tubes étiquetés de manière appropriée. La lyse complète de l'unité de mélange est évidente.

3. Laisser reposer pendant 5 minutes

C. *Séparation de l'hémoglobine glyquée :*

1. Retirez le bouchon des tubes en résine échangeuse d'ions et indiquez "Test".

2. Ajouter 0,1 ml du témoin reconstitué et de l'hémolyse de l'étape A&B pour le témoin et l'échantillon respectivement dans les tubes de résine échangeuse d'ions convenablement étiquetés.

3. Insérez un séparateur de résine dans chaque tube de manière à ce que le manchon en caoutchouc se trouve à environ 1 cm au-dessus du niveau de liquide de la suspension de résine

4. Mélangez les tubes sur un mélangeur à bascule et à rotateur en continu pendant 5 minutes.

5. Laissez la résine se déposer, puis poussez le séparateur de résine dans les tubes jusqu'à ce que la résine soit fermement tassée.

6. Versez ou aspirez chaque surnageant directement dans une cuvette et mesurez chaque absorbance par rapport à l'eau distillée.

D. *Fraction d'hémoglobine totale (THb) :*

1. Distribuez 5,0 ml d'eau distillée dans des tubes étiquetés comme test.

2. Ajoutez à cela 0,02 ml d'hémolysat provenant des étapes A et B dans le tube étiqueté de manière appropriée. Mélangez

3. Lire chaque absorbance par rapport à l'eau distillée

Calcul :

Ratio de contrôle = contrôle absolu GHb / contrôle absolu THb

Ratio de test = test Abs GHb/ test Abs THb

GHb en %= (Rapport du test / Rapport du contrôle) **X** 10 (Valeur du contrôle).

II. <u>Mesure du taux de glucose sérique à jeun (SFBG) :</u>

La glycémie a été dosée selon la méthode adoptée par ***Trinder (1969)*** *à l'*aide du kit de glucose de la société Spectrum Diagnostics.

Principe :

Le glucose présent dans l'échantillon a été déterminé selon les réactions suivantes :

L'oxydation du glucose sous l'influence de la glucose oxydase en acide gluconique, et le peroxyde d'hydrogène est produit.

$$\textbf{Glucose + O2 + H20O} \rightarrow \textbf{Acide gluconique} + H_2O_2.$$

Le peroxyde d'hydrogène agit sur l'amino-4-antipyrine en présence de phénol, donnant naissance à un complexe coloré (quinonéimine) qui peut être déterminé par colorimétrie.

$$H_2O_2 + \textbf{Phénol + amino- 4-antipyrine} \rightarrow \textbf{Quinoneimine + 4}\ H_2O.$$

Réactifs :

Réactif standard : Glucose (100 mg/dl)

Réactif enzymatique, il consiste en :

- Tampon de phosphate (100 mmol/L)

- 4-aminophenazone (1,0 mmol/L)

- Phénol (4,0 mmol/L)

- Glucose oxydase (<20KU/L)

- Peroxydase (<2,0KU/L)

- Azide de sodium (8 mmol/L)

Paramètres du système :

- Longueur d'onde : 546 nm

- Chemin optique : 1cm

- La température : 37 C

- Ajustement du zéro : blanc de réactif

Procédure :

1. Prenez 3 tubes à essai et indiquez-les comme Standard, Sample et Blank.

2. Ajoutez à ces tubes à essai les réactifs mentionnés ci-dessous.

3. Mélanger le contenu du tube à essai et incuber pendant 10 minutes à 37 C ou 20 minutes à 15-20 c.

4. Mesurez l'absorbance de la solution standard et de la solution de l'échantillon par rapport au blanc de réactif dans un délai de 30 minutes.

	Vide	Standard	Spécimen
Réactif	1.0ml	1.0ml	1.0ml
Standard	....	10 µl	....
Spécimen	....	....	10 µl

Calcul :

Concentration de glucose dans l'échantillon=

Absorbance de la solution de l'échantillon x conc. de glucose dans la solution standard (100). Absorbance de la solution étalon

III. <u>Mesure des taux d'urée sérique et d'azote uréique du sang (BUN) :</u>

L'urée du sang et l'azote uréique du sang ont été dosés par la méthode uréase-berthlot modifiée, en utilisant le kit de la société Spectrum Diagnostics *(Patton & Crouch, 1977 et Tietz, 1990).*

Principe :

La réaction impliquée dans le système de test est la suivante : L'urée est hydrolysée en présence d'eau et d'uréase pour produire de l'ammoniac et du dioxyde de carbone.

Urease

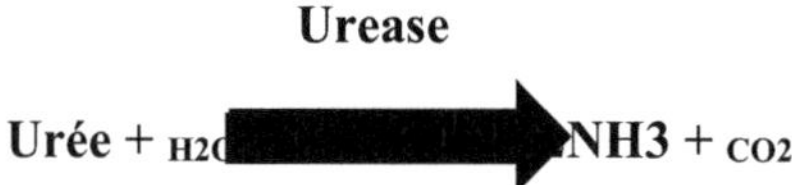

$$\text{Urée} + H_2O \xrightarrow{\text{Urease}} NH_3 + CO_2$$

L'ammoniac libre à un pH alcalin et en présence d'un indicateur forme un complexe coloré proportionnel à la concentration d'urée dans l'échantillon.

Réactifs :

Urée standard : Étalon primaire aqueux (50 mg/dL)

Réactif 1 (Tampon R1), il contient

    Tampon de phosphate pH 8,0 (100 mmol/L)

    Salicylate de sodium (80 mmol/L)

    Nitroprussiate de sodium (6,0 mmol/L)

    EDTA (30,0 mmol/L)

Réactif 2 (enzyme R2) : Uréase (>350000 U/l)

Réactif 3 (réactif alcalin R3), qu'il contient :

Hydroxyde de sodium (400 mmol/L)

Hypochlorite de sodium (20,0 mmol/L)

Paramètres du système :

Longueur d'onde : 578 nm

Chemin optique : 1cm

La température : 15-25 ^{oC} ou 37 ^{oC}.

Ajustement du zéro : Blanc de réactif.

Procédure :

	Vide	Standard	Spécimen
R1(Tampon)	1.0	1.0	1.0
R2(Enzyme)	Une goutte (50 µl)	Une goutte (50 µl)	Une goutte (50 µl)
Standard	…………..	10 µl	… …...
Exemple	…………..	……….	10 µl

Mélanger et incuber pendant au moins 3 minutes à 37 ^{oC} ou 5 minutes à 20-25 ^{oC}.

R3(Alk)	200 µl	200 µl	200 µl

Mélanger et incuber pendant 5 minutes à 37 ^{oC} ou 10 minutes à 20-25 $^{oC.}$ Mesurer l'absorbance de l'échantillon et l'absorbance de l'étalon par rapport au blanc de réactif.

Calcul :

Concentration sérique d'urée (mg/dl) = <u>Absorbance de l'échantillon x n</u>

Absorption de la norme

Où n = 50,0 mg/dl

Azote uréique : Pour convertir le résultat de l'urée en azote uréique, il faut multiplier le résultat par 0,467.

IV. <u>Mesure du taux de créatinine :</u>

La créatinine a été dosée selon la méthode adoptée par ***Tietz & Ash (1995) et Young (2001),*** en utilisant le kit de dosage de la créatinine de la société Diamond Diagnostics.

Principe :

Le test est basé sur la réaction de la créatinine avec le picrate de sodium. La créatinine réagit avec le picrate alcalin en formant un complexe rouge. L'intervalle de temps choisi pour les mesures permet d'éviter les interférences d'autres constituants du sérum. L'intensité de la couleur formée est proportionnelle à la concentration de créatinine dans l'échantillon.

Réactifs :

Norme R 1 sur la créatinine : Étalon primaire aqueux de créatinine 2 mg/dL

R 2 Réactif picrique : Acide picrique 17,5 mmol/L

R3 Réactif alcalin : Hydroxyde de sodium 0,29 mol/L

Préparation :

Réactif de travail (WR) : Mélanger des volumes égaux de réactif picrique R1 et de réactif alcalin R2. Le réactif de travail est stable pendant 10 jours à 15-25 °C.

Procédure :

1. Conditions d'essai :

   Longueur d'onde : 492 nm (490-510)

   Cuvette : 1 cm. de trajet lumineux.

   Température : 20-25°C / 15-25°C.

2. Ajustez l'instrument à zéro avec de l'eau distillée.

3. Pipette dans une cuvette :

	Vide	**Standard**	**Exemple**
WR (mL)	1.0	1.0	1.o
Norme (µL)	---------	100	--------
Échantillon (µL)	---------	---------	100

4. Mélangez et lancez le chronomètre.

5. Lire l'absorbance (A1) après 30 secondes et après 90 secondes (A2) de l'ajout de l'échantillon.

6. Calculer : $\Delta A = A2 - A1$.

Calculs :

(ΔA Échantillon - ΔA blanc)/ (ΔA standard - ΔA blanc) x 2 (conc. standard) = mg/dL de (créatine dans l'échantillon)

Facteur de conversion : mg/dL x 88,4 = µmol/L

V. <u>Mesure du niveau de glutathion (GSH) :</u>

Le glutathion a été dosé selon la méthode adoptée par ***Beutler et al.
(1963)*** en utilisant le kit de dosage du glutathion de la société Bio
Diagnostics.

Principe :

La méthode est basée sur la réduction du 5,5` dithiobis (2 - acide
nitrobenzoïque) (DTNB) avec du glutathion (GSH) pour produire un
composé jaune. Le chromogène réduit directement proportionnel à la
concentration de GSH et son absorbance peuvent être mesurés à 405 nm.

Réactifs :

1. Acide trichloroacétique : 500 mmol / L

2. Buffe : 100 mmol / L

3. DTNB : 1,0 mmol / L

Stabilité :

Stable jusqu'à la date de péremption indiquée lorsqu'il est conservé
entre +4 et +8 °C pour R1+ R3 et entre +15 et +25 °C pour R2.

Procédure :

	Bloodml	Tissu	Blankml
Exemple	**0.1**	**0.5**	**-**
Dis. Eau	**0.5**	**-**	**0.5**
Réactif 1	**0.5**	**0.5**	**0.5**

Bien mélanger ; laisser reposer pendant 5 min. puis centrifuger à 3000
tours/minute pendant 15 min. puis prendre les aliquotes suivantes :

Supernate	**0.5**	**0.5**	**0.5**

| Réactif 2 | 1.0 | 1.0 | 1.0 |
| Réactif 3 | 0.1 | 0.1 | 0.1 |

Mélangez bien. Mesurer l'absorbance après 5-10 min. à 405 nm de l'échantillon (ASample) par rapport au blanc. Linéarité jusqu'à 120 mg/dL (4 mmol/L).

Calcul :

Concentration de glutathion (GSH) dans les tissus

= Échantillon x 66,66/ g. de tissu utilisé mg / g. de tissu

= ASample x 2,22 / g. tissu utilisé mmol / g. tissu

VI. <u>Mesure du niveau de catalase (CAT) :</u>

Le taux de catalase rénale a été déterminé par la méthode adoptée par *Aebi (1984) à l'*aide du kit de catalase de la société Bio Diagnostics.

Principe :

La catalase réagit avec une quantité connue de H_2O_2. La réaction est arrêtée au bout d'une minute exactement avec l'inhibiteur de catalase.

$$2\ H_2O_2 \xrightarrow{\text{Catalase}} 2\ H_2O + O_2$$

En présence de peroxydase (HRP), le H_2O_2 restant réagit avec l'acide 3,5-dichloro-2-hydroxybenzène sulfonique (DHBS) et la 4-aminophenazone (AAP) pour former un chromophore dont l'intensité de la couleur est inversement proportionnelle à la quantité de catalase dans l'échantillon original.

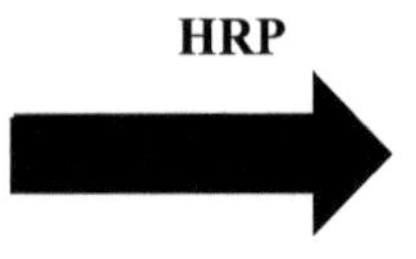

2 H2O2 + DHBS + AAP   **Colorant de la quinonéimine +4H2O**

Réactifs :

1	Chromogène - tampon : tampon de phosphate, pH 7,0DCHBSDétergent	100 mM / L1 mM / L
2	H2O2 (substrat et standard) (Diluer 1000 fois avant utilisation) utilisation	0,5 mM / L
3	Inhibiteur de catalase	
4	Enzyme : Peroxidase4 - Conservateur de l'aminoantipyrine	> 2000 / L2 mM / L

Procédure :

Diluer le R2 1000 fois immédiatement avant utilisation (10 uL + 10 ml d. Eau). Jeter après usage

	Sampleml	Standardml
Exemple	**0.05**	-----------
d. Eau	-----------	**0.05**
R1	**0.5**	**0.5**
R2	**0.05**	**0.05**

Incuber exactement une minute à 25°C puis ajouter :

R3	**0.1**	**0.1**
R4	**0.5**	**0.5**

Incuber 10 min. à 37°C, lire l'échantillon (ASample) et l'étalon (AStandard) contre d. Eau à 510 nm (500 - 520 nm). Couleur stable pendant une heure.

Calcul :

Activité de la catalase dans les tissus (U / g. tissu) =

Standard - Échantillon x 0,5 x 1 g de tissu utilisé

 Une norme

VII. <u>Mesure du taux de superoxyde dismutase (SOD) :</u>

La SOD rénale a été dosée selon la méthode adoptée par ***Nishikimi et al. (1972)*** à l'aide du kit catalase de la société Bio Diagnostics.

Préparation des échantillons :

Pour séparer les deux enzymes, il faut centrifuger le surnageant de 1 500 x g à 100 000 x g pendant 15 minutes à 4°C. Le surnageant de 100 000 x g ainsi obtenu contiendra la SOD cytosolique et le culot contiendra la SOD mitochondriale. Suspendre le culot mitochondrial dans un tampon froid (c'est-à-dire 20 mM d'Hepes, pH 7,2, contenant 1 mM d'EDTA, 210 mM de mannittol et 70 mM de saccharose). Si le test n'est pas effectué le jour même, congeler l'échantillon à -80°C. Les échantillons seront stables pendant au moins un mois.

Principe :

Ce test repose sur la capacité de l'enzyme à inhiber la réduction du colorant nitroblue tétrazolium induite par le méthosulfate de phénazine.

Réactifs :

1. Tampon pH 8,5.

2. Nitroblue tétrazolium .

3. NADH.

4. Méthosulfate de phénazine .

Préparation de la solution :

- Réactif 1, prêt à l'emploi.

- Réactif 2, à reconstituer dans 10 ml d'eau.

- Réactif 3, à reconstituer dans 10 ml d'eau.

- Réactif 4, à reconstituer dans 10 ml d'eau, à diluer 100 fois immédiatement avant utilisation (0,01 ml + 0,99 ml d'eau), à jeter après usage.

Stabilité :

Les réactifs sont stables jusqu'à la date de péremption indiquée lorsqu'ils sont stockés à la température adéquate indiquée R1 Store at 2 - 8°C. R2, R3, R4 Stocker à l'adresse - 20°C ou à une adresse inférieure.

Procédure :

Le R4 doit être dilué 100 fois immédiatement avant l'utilisation (0,1 ml + 9,9 ml d'eau distillée), puis jeté après utilisation. L'échantillon doit être dilué pour donner un pourcentage d'inhibition compris entre 30 et 60.

	Controlml	**Sampleml**
R1	1.0	1.0
R2	0.1	0.1
R3	0.1	0.1
Exemple	-----	0.05
D.eau	0.05	--------
	Mélangez bien. Déclenchez la réaction par l'ajout de :	
R4	0.01	0.01

Mesurez l'augmentation de l'absorbance à 560 nm pendant 5 min pour le témoin (témoin A) et pour l'échantillon (échantillon A) sur 25°C.

Calcul :

Pourcentage d'inhibition = x 10

Où

Un contrôle = le changement d'absorbance à 560 nm pendant 5 minutes après l'ajout de PMS au mélange réactionnel en l'absence d'échantillon.

Un échantillon = le changement d'absorbance à 560 nm en 5 min. Après l'ajout de PMS au mélange réactionnel en présence de l'échantillon.

Il a été démontré que la SOD purifiée inhibe le taux initial de réduction de O2° à O2 par le méthosulfate de phénazine photo-activé, qui réduit ensuite le nitroblue tétrazolium. Le dosage de 1,5 U/enzyme purifiée a produit une inhibition de 80 %.

Activité SOD :

U/g de tissu = % d'inhibition x3,75x (1/g de tissu utilisé)

VIII. <u>**Mesure du peroxyde de lipide (malondialdéhyde) :**</u>

Le MDA rénal a été dosé selon la méthode adoptée par ***Ohkawa et al. (1979)*** à l'aide du kit catalase de la société Bio Diagnostics.

Principe :

L'acide thiobarbiturique réagit avec le malondialdéhyde (MDA) en milieu acide à une température de 95°C pendant 30 minutes pour former un produit réactif de l'acide thiobarbiturique ; l'absorbance du produit rose résultant peut être mesurée à 534 nm.

Réactifs :

1. Étalon10 nmol / mL

2. Chromogène :

- Acide thiobarbiturique25 mmol / L

- Détergent

- Stabilisateur

Stabilité :

Stable jusqu'à la date de péremption indiquée lorsqu'il est conservé entre +4 et +8 °C.

Procédure :

	Sampleml	**Standardml**	**Blankml**
Exemple	**0.2**	----------	--------
Standard	--------	**0.2**	--------
Chromogène	**1.0**	**1.0**	**1.0**

Bien mélanger, couvrir l'éprouvette de perles de verre, chauffer au bain-marie bouillant pendant 30 min, refroidir, puis ajouter :

Exemple	------	--------	0.2

Mélangez, lisez l'absorbance de l'échantillon (échantillon A) par rapport au blanc et l'étalon par rapport à l'eau d. à 534 nm. Couleur stable pendant 6 heures. Linéarité jusqu'à 100 nmol/ ml.

Calcul :

Malondialdéhyde dans les tissus :

= (échantillon / norme) X (10/g. de tissu utilisé) nmol / g.de tissu.

IX. **Détermination du facteur de nécrose tumorale alpha (TNFα) :**

TNFα a été déterminé selon la méthode rapportée par ***Dowlati et al. (2010)*** en utilisant des kits obtenus à partir de My Biosource.

Principe :

Ce kit était basé sur la technologie de l'essai immuno-sorbant lié à une enzyme sandwich. L'anticorps polyclonal anti TNFα a été pré-enrobé sur des plaques de 96 puits. Et l'anticorps polyclonal antiTNFα conjugué à la biotine a été utilisé comme anticorps de détection. Les étalons, les échantillons de test et la détection conjuguée à la biotine.

Protocole :

L'anticorps a été ajouté aux puits par la suite, et se lave avec un tampon de lavage. Le complexe Avidin-Biotin-Peroxidase a été ajouté et les conjugués non liés ont été éliminés par lavage avec un tampon de lavage. Des substrats de TMB ont été utilisés pour visualiser la réaction enzymatique de la HRP. Le TMB a été catalysé par l'HRP pour produire un produit de couleur bleue qui s'est transformé en jaune après l'ajout d'une solution d'arrêt acide. La densité du jaune est proportionnelle à la quantité d'échantillon capturé dans la plaque TNFα. On peut lire l'absorbance de l'O.D. à 450 nm dans un lecteur de microplaques, puis calculer la concentration de TNFα.

Composants du kit :

1. Une plaque de 96 puits prérevêtue d'un anticorps anti-Rat TNFα.

2. Rat lyophilisé TNFα standards : 2 tubes (10 ng / tube).

3. Échantillon / Tampon de dilution standard : 30ml.

4. Anticorps anti-Rat conjugué à la biotine TNFα (Concentré) : 130µl. Dilution : 1:100.

5. Tampon de dilution des anticorps : 12ml.

6. Complexe Avidin-Biotin-Peroxydase (ABC) (Concentré) : 130µl. Dilution : 1:100.

7. Tampon de dilution ABC : 12ml.

8. Substrat TMB : 10ml.

9. Arrêt de la solution : 10ml.

10. Tampon de lavage (25X) : 30ml.

Matériel nécessaire :

1. Incubateur à 37°C.

2. Lecteur de microplaques (longueur d'onde : 450nm).

3. Pipette précise et embouts de pipette jetables.

4. Laveuse de plaques automatisée.

5. Le shaker ELISA.

6. 1,5 ml de tubes Eppendorf.

7. Couvercle de plaque.

8. Papiers filtres absorbants.

9. Récipient en plastique ou en verre d'un volume supérieur à 1L.

Préparation de l'échantillon et des réactifs :

1. <u>Échantillon :</u>

Isolez les échantillons d'essai peu après leur collecte, puis analysez-les immédiatement (dans les 2 heures). Ou aliquoter et stocker à -20 °C pour une longue durée. Évitez les cycles multiples de congélation-décongélation.

Tissu : Centrifuger pour éliminer le précipité, analyser immédiatement ou aliquoter et stopper à -20 °C.

Directive sur la dilution des échantillons :

L'utilisateur final doit d'abord estimer la concentration de la protéine cible dans l'échantillon à tester, et choisir un facteur de dilution approprié pour que la concentration de la protéine cible diluée tombe dans la plage de détection optimale du kit. Diluez l'échantillon avec le tampon de dilution fourni, et plusieurs essais peuvent être nécessaires en pratique. L'échantillon d'essai doit être bien mélangé avec le tampon de dilution.

2. <u>Tampon de lavage :</u>

Diluer le tampon de lavage concentré 25 fois (1:25) avec de l'eau distillée (c'est-à-dire ajouter 30 ml de tampon de lavage concentré dans 720 ml d'eau distillée).

3. <u>Standard :</u>

Reconstitution du standard TNFα du rat lyophilisé (composant 2 du kit) : la solution standard doit être préparée au plus tard 2 heures avant l'expérience. Deux tubes de standard sont inclus dans chaque kit. Utilisez un tube pour chaque expérience. (Remarque : ne pas diluer le standard directement dans la plaque).

a. 10 000 pg/ml de solution standard : Ajouter 1 ml de tampon de dilution échantillon/étalon (composant 3 du kit) dans un tube d'étalon (composant 2 du kit), maintenir le tube à température ambiante pendant 10 minutes et mélanger soigneusement.

b. 1000 pg/ml de solution standard : Ajouter 0,1 ml de la solution étalon de 10 ng/ml ci-dessus dans 0,9 ml de tampon de dilution d'échantillon (composant 3 du kit) et mélanger soigneusement.

c. 500 pg/ml → 15,6 pg/ml de solutions standard : Étiqueter 6 tubes Eppendorf avec respectivement 500 pg/ml, 250 pg/ml, 125 pg/ml, 62,5 pg/ml, 31,2 pg/ml, 15,6 pg/ml. Aliquoter 0,3 ml du tampon de dilution échantillon/étalon (composant 3 du kit) dans chaque tube. Ajouter 0,3 ml de la solution étalon de 1000 pg/ml ci-dessus dans le premier tube et mélanger soigneusement. Transférer 0,3 ml du 1er tube au 2ème tube et mélanger soigneusement. Transférez 0,3 ml du 2e tube au 3e tube et mélangez bien, et ainsi de suite.

4. <u>**Préparation de la solution de travail de l'anticorps anti-Rat TNFα conjugué à la biotine (composant 4 du kit) :**</u>

Préparez-vous au plus tard 2 heures avant l'expérience.

a. Calculer le volume total de la solution de travail : 0,1 ml / puits × quantité de puits. (Prévoir 0,1-0,2 ml de plus que le volume total).

b. Diluer l'anticorps anti-Rat TNFα conjugué à la biotine (composant 4 du kit) avec le tampon de dilution de l'anticorps (composant 5 du kit) à 1:100 et mélanger soigneusement, c'est-à-dire ajouter 1 µl d'anticorps anti-Rat TNFα conjugué à la biotine dans 99 µl de tampon de dilution de l'anticorps.

5. **<u>Préparation de la solution de travail du complexe Avidin-Biotin-Peroxidase (ABC) (composant 6 du kit) :</u>**

Préparez-vous au plus tard une heure avant l'expérience.

a. Calculer le volume total de la solution de travail : 0,1 ml / puits × quantité de puits. (Prévoir 0,1-0,2 ml de plus que le volume total).

b. Diluer le complexe Avidin-Biotin-Peroxidase (ABC) (composant 6 du kit) avec le tampon de dilution ABC (composant 7 du kit) à 1:100 et mélanger soigneusement, c'est-à-dire ajouter 1 µl de complexe Avidin-Biotin-Peroxidase (ABC) dans 99 µl de tampon de dilution ABC.

Procédure d'analyse :

Avant d'ajouter aux puits, équilibrer la solution de travail ABC et le substrat TMB (composant 8 du kit) pendant au moins 30 min à température ambiante (37 °C). Il est recommandé de tracer une courbe standard pour chaque test.

1. Placez respectivement les puits standard, d'échantillon d'essai et de contrôle (zéro) sur la plaque pré-revêtue, puis enregistrez leurs positions. Il est recommandé de mesurer chaque étalon et chaque échantillon en double.

2. Aliquoter 0,1 ml de solutions étalons de 1000 pg/ml, 500 pg/ml, 250 pg/ml, 125 pg/ml, 62,5 pg/ml, 31,2 pg/ml, 15,6 pg/ml dans les puits étalons.

3. Ajouter 0,1 ml de tampon de dilution échantillon/étalon (composant 3 du kit) dans le puits de contrôle (zéro).

4. Ajoutez 0,1 ml d'échantillon correctement dilué dans les puits d'échantillon d'essai.

5. Fermer la plaque avec un couvercle et incuber à 37 ºC pendant 90 min.

6. Enlevez le couvercle et jetez le contenu de la plaque, frappez la plaque sur les papiers filtres absorbants ou autre matériau absorbant.

7. Ajouter 0,1 ml de solution de travail d'anticorps anti-Rat TNFα conjugué à la biotine dans les puits ci-dessus (puits standard, échantillon d'essai et puits zéro). Ajouter la solution au fond de chaque puits sans toucher la paroi latérale.

8. Fermer la plaque avec un couvercle et incuber à 37 ºC pendant 60 min.

9. Retirez le couvercle et lavez la plaque 3 fois avec le tampon de lavage (composant 10 du kit) en utilisant l'une des méthodes suivantes :

   - **Lavage manuel :** jetez la solution dans la plaque sans toucher les parois latérales. Frappez la plaque sur du papier filtre absorbant ou un autre matériau absorbant. Remplissez complètement chaque puits avec le tampon de lavage (composant 10 du kit) et agiter doucement au vortex sur l'agitateur ELISA pendant 2 minutes, puis aspirez le contenu de la plaque, et frappez la plaque sur des papiers filtres absorbants ou un autre matériau absorbant. Répétez cette procédure deux autres fois pour un total de trois lavages.

   - **Lavage automatisé :** aspirer tous les puits, puis laver la plaque trois fois avec le tampon de lavage (composant 10 du kit) (en remplissant les puits avec le tampon). Après le lavage final, inverser la plaque et la taper sur des papiers filtres absorbants ou un autre matériau absorbant. Il est recommandé de régler le laveur pour un temps de trempage de 1 min ou d'agitation.

10. Ajouter 0,1 ml de solution de travail ABC dans chaque puits, couvrir la plaque et incuber à 37 ºC pendant 30 min.

11. Enlever le couvercle et laver la plaque 5 fois avec le tampon de lavage (kit composant 10), et à chaque fois laisser le tampon de lavage dans les puits pendant 1 à 2 minutes. (Voir l'étape 9 pour la méthode de lavage des plaques).

12. Ajouter 0,1 ml de substrat TMB (composant 8 du kit) dans chaque puits, couvrir la plaque et incuber à 37 ºC à l'obscurité pendant 30 min. Les nuances de bleu sont visibles dans les 3-4 premiers puits (avec la plupart des solutions standard concentrées de Rat TNFα), les autres puits ne présentent pas de couleur évidente.

13. Ajouter 0,1 ml de solution d'arrêt (composant 9 du kit) dans chaque puits et mélanger soigneusement. La couleur change immédiatement en jaune.

14. Lire l'absorbance de l'O.D. à 450 nm dans un lecteur de microplaques dans les 30 minutes suivant l'ajout de la solution d'arrêt.

Pour le calcul :

(Le D.O.450 relatif) = (le D.O.450 de chaque puits) - (le D.O.450 du puits Zéro). La courbe standard peut être tracée comme le D.O.450 relatif de chaque solution standard (Y) en fonction de la concentration respective de la solution standard (X). La concentration Rat TNFα des échantillons peut être interpolée à partir de la courbe standard. Si les échantillons mesurés ont été dilués, multiplier le facteur de dilution par les concentrations issues de l'interpolation pour obtenir la concentration avant dilution.

Données typiques et courbe standard :

Les résultats d'un test standard typique d'un kit ELISA Rat TNFα sont présentés ci-dessous. Cette courbe standard a été générée à des fins de démonstration uniquement.

X	Pg/ml	0	15.6	31.2	62.5	125	250	500	1000
Y	OD450	0.038	0.086	0.126	0.235	0.395	0.726	1.336	2.432

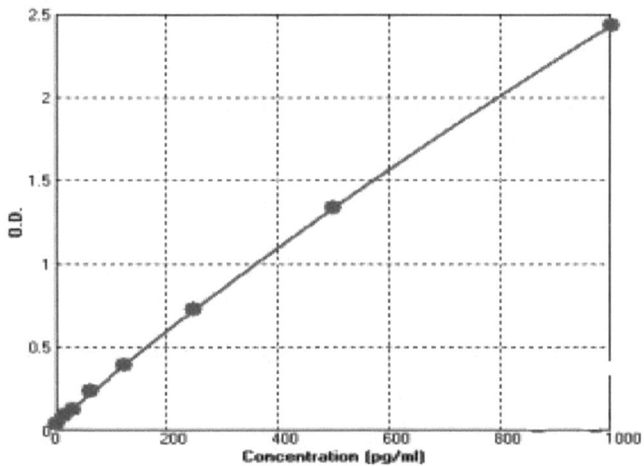

Figure (4) : Courbe standard de TNFα

X. <u>Mesure de la protéine totale dans l'urine :</u>

La protéine totale dans l'urine a été déterminée selon la méthode rapportée par *Iwata & Nishikaze (1979) et Bakker & Mücke (2007) à l'aide de* kits obtenus auprès de la société Roche Diagnostic.

Principe :

méthode turbidimétrique :

L'échantillon est préincubé dans une solution alcaline contenant de l'EDTA, qui dénature la protéine et élimine l'interférence des ions de magnésium.

On ajoute ensuite du chlorure de benzéthonium, ce qui produit une turbidité qui se lit à 512 nm.

Réactifs - solutions de travail :

R1 : hydroxyde de sodium : 677 mmol/L ; EDTA- Na : 74 mmol/L.

SR : Chlorure de benzéthonium : 32 mmol/L.

R1 est en position B et SR est en position C.

Matériel requis mais non fourni :

Diluant NaCl 9 %, Cat. No. 20756350 322, systemID -07 5635 0 pour la post-dilution automatique et les dilutions en -série standard. Le diluant NaCl 9 % est placé dans sa position de rack prédéfinie et est stable pendant 4 semaines à bord des -analyseurs COBAS INTEGRA 400 plus test/800.

Essai :

Définition du test Cobas integra 400 plus

Mode de mesure	Absorbance
Mode de calcul abs.	Endpoint
Mode de réaction	R1-S-SR
Sens de la réaction	Augmenter
Longueur d'onde A	512 nm
Calc. premier/dernier	33/40
Unité	mg/L

Paramètres de pipetage		Diluant (H2O)
R1	100 µL	
Exemple	10 µL	15 µL
SR	40 µL	
Volume total	165 µL	

Calcul : Les analyseurs Cobas integra calculent automatiquement la concentration en analyte de chaque échantillon.

Facteur de conversion : mg/L × 0,1 = mg/dL.

Pour calculer l'-excrétion de protéines dans l'urine sur 24 heures : mg/L × volume total (litres par 24 h) = mg/jour.

XI. <u>Examen histo-pathologique du rein :</u>

Les tissus ont été fixés dans du formol à 10% puis déshydratés, encastrés dans de la paraffine, sectionnés à l'aide d'un microtome à 3-5 µm d'épaisseur, déparaffinés et réhydratés. Des colorants à base d'hématoxyline et d'éosine (H&E) ont été utilisés pour colorer les tissus. Les lames ont ensuite été observées au microscope optique *(Palipoch et Punsawad, 2013)*.

Analyse statistique des résultats :

Les données ont été codées et saisies à l'aide du progiciel statistique pour les sciences sociales version16 (SPSS, 16) pour les fenêtres.

A- Statistiques descriptives : Les données quantitatives ont été exprimées en utilisant la moyenne et l'erreur type (E.S).

B- Statistiques analytiques :

1- La comparaison entre les groupes a été faite en utilisant une
analyse de variance à sens unique (ANOVA à sens unique) pour
la comparaison des données quantitatives de plus de 2 groupes.

2- Le niveau de signification a été pris à la valeur p de >0,05.

RÉSULTATS

Les résultats de la présente étude ont été analysés statistiquement par ANOVA à sens unique. Elle a montré les effets du diabète induit par le STZ-NIC, du Punica granatum et/ou de la sitagliptine après 6 semaines sur les paramètres suivants :

- Le poids du corps.
- HbA1c et glycémie à jeun du sérum.
- Urée sérique, azote uréique sanguin et créatinine.
- TNFα dans le tissu rénal
- MDA, GSH, CAT et SOD dans les tissus rénaux.
- Protéines totales dans l'urine de 24 heures.
- Examen histo-pathologique des tissus rénaux.

I- Évolution du poids corporel dans différents groupes d'animaux étudiés (tableau 1 et figure 5) :

Les résultats de la présente étude ont démontré que le groupe diabétique (G III) a présenté une diminution significative du poids corporel par rapport au groupe témoin (G I) ou au groupe tampon témoin (G II).

En revanche, le groupe traité au Punica granatum (G IV) a montré un changement insignifiant du poids corporel par rapport au G III. Le poids corporel du groupe G IV était toujours significativement inférieur à celui des groupes G I et G II.

Le groupe traité à la sitagliptine (G V) a montré un changement insignifiant du poids corporel par rapport au G III. Le poids corporel du groupe G V était toujours significativement inférieur à celui des groupes G I et G II.

De plus, le groupe traité par Punica granatum et sitagliptine (G VI) a montré une augmentation significative du poids corporel par rapport au G III. Alors que le poids corporel dans le groupe G VI a montré un changement insignifiant par rapport aux groupes G I et G II.

Tableau (1) : Évolution du poids corporel dans différents groupes d'animaux étudiés.

Groupes	G I Groupe de contrôle	G II Groupe de contrôle +Buffer		G III Groupe de diabétiques			G IV Groupe Diabétique + Punica				G V Diabétique + groupe sitagliptine				G VI Diabétique +punica & groupe sitagliptine			
Paramètres	Moyenne ±SEM	Moyenne ±SEM	Valeur P Vs G I	Moyenne ±SEM	Valeur P Vs G I	Valeur P Vs G II	Moyenne ±SEM	Valeur P Vs G I	Valeur P Vs G II	Valeur P Vs G III	Moyenne ±SEM	Valeur P Vs G I	Valeur P Vs G II	Valeur P Vs G III	Moyenne ±SEM	Valeur P Vs G I	Valeur P Vs G II	Valeur P Vs G III
Poids corporel (gm)	300 ±5.16	271 ±7.81	0.25	172 ±21.97	0.00* a	0.00* b	193 ±28.68	0.00* a	0.00* b	0.40	217 ±18.73	0.00* a	0.03* b	0.07	277 ±5.28	0.33	0.84	0.00* c

Les valeurs sont représentées par la moyenne ± SEM et évaluées statistiquement à l'aide d'une ANOVA unidirectionnelle suivie du test post hoc de Bonferroni:

a= statistiquement significatif par rapport à la valeur correspondante dans G I (groupe témoin) (p>0,05).

b= statistiquement significatif par rapport à la valeur correspondante dans G II (groupe témoin + tampon) (p>0,05).

c= statistiquement significatif par rapport à la valeur correspondante dans le G III (groupe des diabétiques) (p>0,05).

N=10 animaux.

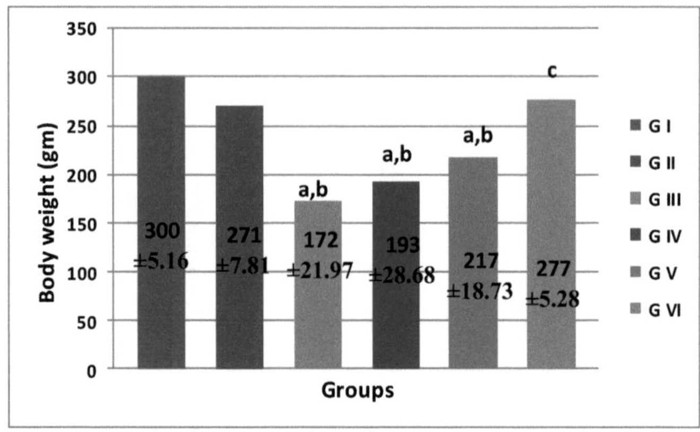

Figure (5) : Évolution du poids corporel dans différents groupes d'animaux étudiés.

Les valeurs sont représentées par la moyenne ± SEM

a= statistiquement significatif par rapport à la valeur correspondante dans G I (groupe témoin) (p>0,05).

b= statistiquement significatif par rapport à la valeur correspondante dans G II (groupe témoin + tampon) (p>0,05).

c= statistiquement significatif par rapport à la valeur correspondante dans le G III (groupe des diabétiques) (p>0,05).

N=10 animaux.

II- Modifications de l'HbA1c et de la glycémie à jeun (SFBG) dans différents groupes d'animaux étudiés.

- **HbA1c (tableau 2 et figure 6) :**

Les résultats de la présente étude ont montré que le groupe des diabétiques (G III) présentait une augmentation significative de l'HbA1c par rapport au groupe témoin (G I) ou au groupe tampon témoin (G II).

En revanche, le groupe traité au Punica granatum (G IV) a montré une diminution significative de l'HbA1c par rapport au G III. Cependant, l'HbA1c dans le groupe G IV a montré un changement insignifiant par rapport au groupe G II. L'HbA1 dans le G IV était toujours significativement plus élevée que celle du G I.

Le groupe traité à la sitagliptine (G V) a montré une diminution significative de l'HbA1c par rapport au G III. Cependant, l'HbA1c dans le G V a montré un changement insignifiant par rapport au GI et au G II.

De plus, le groupe traité par Punica granatum et sitagliptine (G VI) a montré une diminution significative de l'HbA1c par rapport au G III. Alors que l'HbA1c dans le groupe G VI a montré un changement insignifiant par rapport aux groupes G I et G II.

- **SFBG (tableau 2 et figure 7) :**

Les résultats de la présente étude ont montré que le groupe diabétique (G III) a présenté une augmentation significative de l'ASGF par rapport au groupe témoin (G I) ou au groupe tampon témoin (G II).

En revanche, le groupe traité au Punica granatum (G IV) a montré une diminution significative du SFBG par rapport au G III. Le taux de

SFBG dans le groupe G IV était encore nettement supérieur à celui des groupes G I et G II.

Le groupe traité à la sitagliptine (G V) a montré une diminution significative de l'ASGF par rapport au G III. L'ASGF dans le groupe G V était toujours significativement plus élevée que celle du groupe GI et GII.

De plus, le groupe traité par Punica granatum et sitagliptine (G VI) a montré une diminution significative de la SFBG par rapport au G III. Alors que le SFBG c dans le G VI a montré un changement insignifiant par rapport au G I et au G II.

Tableau (2) : Évolution de l'HbA1c et de la glycémie à jeun (SFBG) dans différents groupes d'animaux étudiés.

Groupes / Paramètres	G I Groupe de contrôle	G II Groupe de contrôle +Buffer		G III Groupe de diabétiques			G IV Groupe Diabétique +Punica				G V Diabétique + groupe sitagliptine				G VI Diabétique +punica & groupe sitagliptine			
	Moyenne ±SEM	Moyenne ±SEM	Valeur P Vs G I	Moyenne ±SEM	Valeur P Vs G I	Valeur P Vs G II	Moyenne ±SEM	Valeur P Vs G I	Valeur P Vs G II	Valeur P Vs G III	Moyenne ±SEM	Valeur P Vs G I	Valeur P Vs G II	Valeur P Vs G III	Moyenne ±SEM	Valeur P Vs G I	Valeur P Vs G II	Valeur P Vs G III
HbA1c	5.03 ±0.05	5.13 ±0.09	0.46	6.18 ±0.08	0.00* a	0.00* b	5.36 ±0.11	0.01* a	0.09	0.00* c	5.26 ±0.11	0.09	0.34	0.00* c	5.16 ±0.06	0.34	0.85	0.00* c
Glycémie à jeun (SFBG) (mg/dl)	102.50 ±4.92	101.00 ±2.22	0.90	507.43 ±7.29	0.00* a	0.00* b	156.57 ±11.27	0.00* a	0.00* b	0.00* c	158.86 ±11.84	0.00* a	0.00* b	0.00* c	121.43 ±7.46	0.13	0.10	0.00* c

Les valeurs sont représentées par la moyenne ± SEM et évaluées statistiquement à l'aide d'une ANOVA unidirectionnelle suivie du test post hoc de Bonferroni.

a= statistiquement significatif par rapport à la valeur correspondante dans G I (groupe témoin) (p>0,05).

b= statistiquement significatif par rapport à la valeur correspondante dans G II (groupe témoin + tampon) (p>0,05).

c= statistiquement significatif par rapport à la valeur correspondante dans le G III (groupe des diabétiques) (p>0,05).

N=10 animaux.

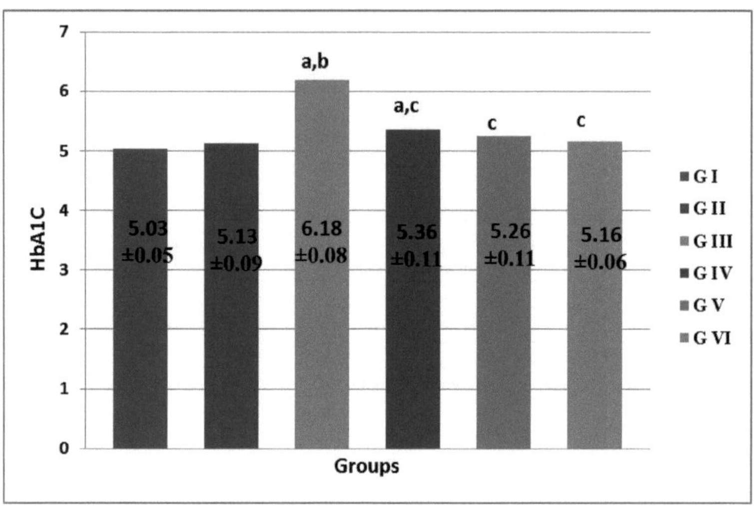

Figure (6) : Évolution de l'HbA1c dans différents groupes d'animaux étudiés.

Les valeurs sont représentées par la moyenne ± SEM

a= statistiquement significatif par rapport à la valeur correspondante dans G I (groupe témoin) (p>0,05).

b= statistiquement significatif par rapport à la valeur correspondante dans G II (groupe témoin + tampon) (p>0,05).

c= statistiquement significatif par rapport à la valeur correspondante dans le G III (groupe des diabétiques) (p>0,05).

N=10 animaux.

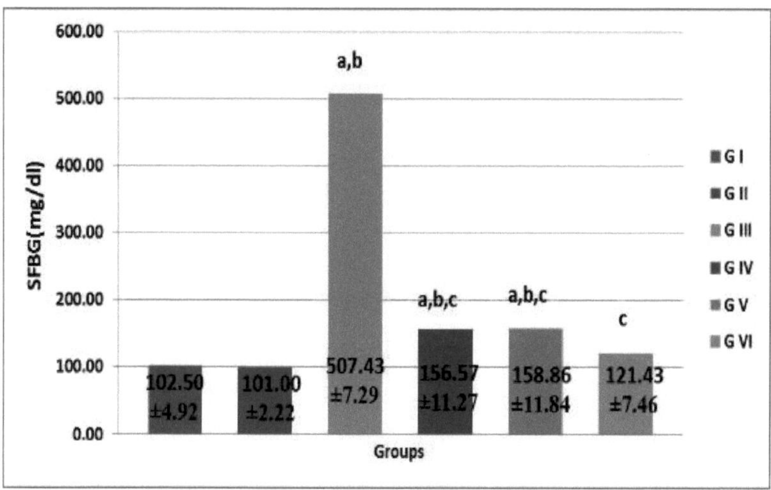

Figure (7) : Évolution de la glycémie sérique à jeun (SFBG) dans différents groupes d'animaux étudiés.

Les valeurs sont représentées par la moyenne ± SEM

a= statistiquement significatif par rapport à la valeur correspondante dans G I (groupe témoin) (p>0,05).

b= statistiquement significatif par rapport à la valeur correspondante dans G II (groupe témoin + tampon) (p>0,05).

c= statistiquement significatif par rapport à la valeur correspondante dans le G III (groupe des diabétiques) (p>0,05).

N=10 animaux.

III- Modifications des taux d'urée sérique, d'azote uréique sanguin (BUN) et de créatinine dans différents groupes d'animaux étudiés.

- **Urée sérique (tableau 3 et figure 8) :**

Les résultats de la présente étude ont montré que le groupe diabétique (G III) a présenté une augmentation significative de l'urée sérique par rapport au groupe témoin (G I) ou au groupe tampon témoin (G II).

En revanche, le groupe traité au Punica granatum (G IV) a montré une diminution significative de l'urée sérique par rapport au G III. L'urée sérique du G IV était toujours significativement plus élevée que celle des G I et G II.

Le groupe traité à la sitagliptine (G V) a montré une diminution significative de l'urée sérique par rapport au G III. L'urée sérique du G V était toujours significativement plus élevée que celle des G I et G II.

De plus, le groupe traité par Punica granatum et sitagliptine (G VI) a montré une diminution significative de l'urée sérique par rapport au G III. L'urée sérique du G VI était toujours significativement plus élevée que celle des G I et G II.

- **Taux d'azote uréique sanguin sérique (tableau 3 et figure 9) :**

Les résultats de la présente étude ont montré que le groupe diabétique (G III) a présenté une augmentation significative de l'azote uréique sanguin sérique par rapport au groupe témoin (G I) ou au groupe tampon témoin (G II).

En revanche, le groupe traité au Punica granatum (G IV) a montré une diminution significative de l'azote uréique sanguin sérique par rapport au G III. L'azote uréique sanguin sérique dans le groupe G IV était encore nettement supérieur à celui des groupes G I et G II.

Le groupe traité à la sitagliptine (G V) a montré une diminution significative de l'azote uréique sanguin sérique par rapport au G III. L'azote uréique sanguin sérique du G V était toujours significativement plus élevé que celui des G I et G II.

De plus, le groupe traité par Punica granatum et sitagliptine (G VI) a montré une diminution significative de l'azote uréique sanguin sérique par rapport au G III. Alors que l'azote uréique du sérum du groupe G VI a montré un changement insignifiant par rapport aux groupes G I et G II.

- **Créatinine sérique (tableau 3 et figure 10) :**

Les résultats de la présente étude ont démontré que le groupe diabétique (G III) a présenté une augmentation significative de la créatinine sérique par rapport au groupe témoin (G I) ou au groupe tampon témoin (G II).

D'autre part, le groupe traité par Punica granatum (G IV) a montré une diminution significative de la créatinine sérique par rapport au G III. Alors que la créatinine sérique dans le groupe G IV a montré un changement insignifiant par rapport aux groupes G I et G II.

Le groupe traité à la sitagliptine (G V) a montré une diminution significative de la créatinine sérique par rapport au G III. La créatinine sérique du G V était toujours significativement plus élevée que celle des G I et G II.

De plus, le groupe traité par Punica granatum et sitagliptine (G VI) a montré une diminution significative de la créatinine sérique par rapport au G III. Alors que la créatinine sérique dans le groupe G VI a montré un changement insignifiant par rapport aux groupes G I et G II.

Tableau (3) : Évolution des taux d'urée sérique, d'azote uréique sanguin (BUN) et de créatinine dans différents groupes d'animaux étudiés.

Groupes	G I Groupe de contrôle	G II Groupe de contrôle +Buffer		G III Groupe de diabétiques			G IV Groupe Diabétique +Punica				G V Diabétique + groupe sitagliptine				G VI Diabétique +punica & groupe sitagliptine			
Paramètres	Moyenne ±SEM	Moyenne ±SEM	Valeur P Vs G I	Moyenne ±SEM	Valeur P Vs G I	Valeur P Vs G II	Moyenne ±SEM	Valeur P Vs G I	Valeur P Vs G II	Valeur P Vs G III	Moyenne ±SEM	Valeur P Vs G I	Valeur P Vs G II	Valeur P Vs G III	Moyenne ±SEM	Valeur P Vs G I	Valeur P Vs G II	Valeur P Vs G III
Urée (mg/dl)	26.66 ±4.96	29.29 ±0.59	0.54	80.08 ±3.68	0.00* a	0.00* b	43.60 ±1.59	0.00* a	0.00* b	0.00* c	52.17 ±2.68	0.00* a	0.00* b	0.00* c	39.43 ±1.86	0.00* a	0.02* b	0.00* c
azote uréique sanguin (BUN) (mg/dl)	14.77 ±1.11	15.28 ±0.74	0.73	37.71 ±1.16	0.00* a	0.00* b	20.63 ±0.62	0.00* a	0.00* b	0.00* c	22.87 ±0.70	0.00* a	0.00* b	0.00* c	17.11 ±1.42	0.11	0.22	0.00* c
Créatinine (mg/dl)	0.70 ±0.03	0.70 ±0.06	1.00	1.83 ±0.02	0.00* a	0.00* b	0.92 ±0.09	0.07	0.07	0.00* c	1.13 ±0.14	0.00* a	0.00* b	0.00* c	0.91 ±0.07	0.09	0.09	0.00* c

Les valeurs sont représentées par la moyenne ± SEM et évaluées statistiquement à l'aide d'une ANOVA unidirectionnelle suivie du test post hoc de Bonferroni·

a= statistiquement significatif par rapport à la valeur correspondante dans G I (groupe témoin) (p> 0,05).

b= statistiquement significatif par rapport à la valeur correspondante dans G II (groupe témoin + tampon) (p> 0,05).

c= statistiquement significatif par rapport à la valeur correspondante dans le G III (groupe des diabétiques) (p> 0,05).

N=10 animaux.

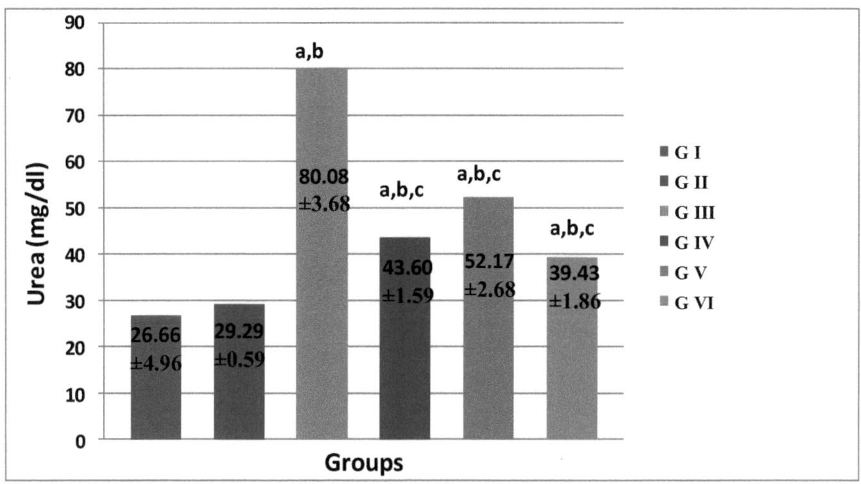

Figure (8) : Évolution de l'urée sérique dans différents groupes d'animaux étudiés.

Les valeurs sont représentées par la moyenne ± SEM

a= statistiquement significatif par rapport à la valeur correspondante dans G I (groupe témoin) (p>0,05).

b= statistiquement significatif par rapport à la valeur correspondante dans G II (groupe témoin + tampon) (p>0,05).

c= statistiquement significatif par rapport à la valeur correspondante dans le G III (groupe des diabétiques) (p>0,05).

N=10 animaux.

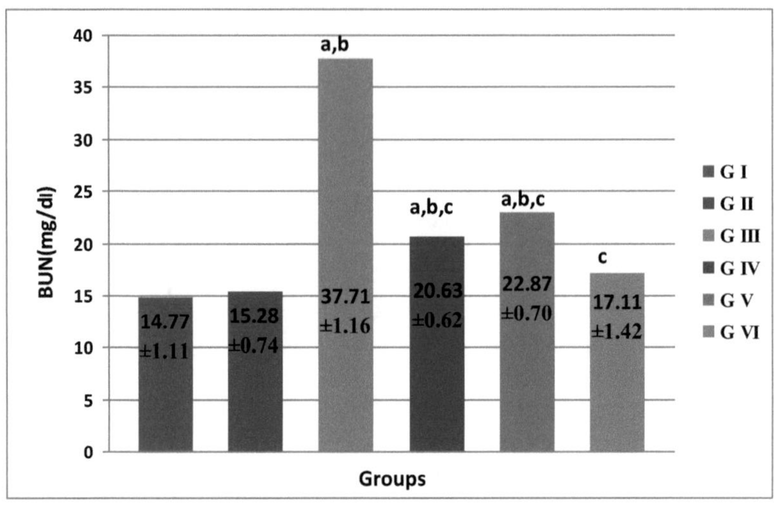

Figure (9) : Modifications de l'azote uréique sanguin (AUS) dans le sérum de différents
groupes d'animaux étudiés.

Les valeurs sont représentées par la moyenne ± SEM

a= statistiquement significatif par rapport à la valeur correspondante dans G I (groupe témoin) (p>0,05).

b= statistiquement significatif par rapport à la valeur correspondante dans G II (groupe témoin + tampon) (p>0,05).

c= statistiquement significatif par rapport à la valeur correspondante dans le G III (groupe des diabétiques) (p>0,05).

N=10 animaux.

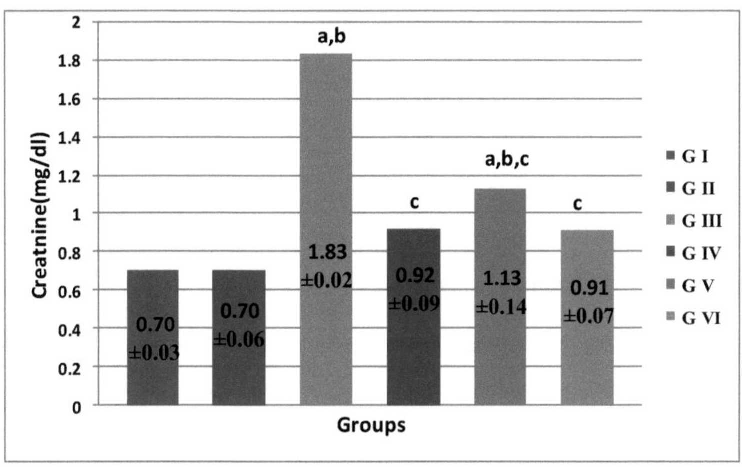

Figure (10) : Évolution de la créatinine sérique dans différents groupes d'animaux étudiés.

Les valeurs sont représentées par la moyenne ± SEM

a= statistiquement significatif par rapport à la valeur correspondante dans G I (groupe témoin) (p>0,05).

b= statistiquement significatif par rapport à la valeur correspondante dans G II (groupe témoin + tampon) (p>0,05).

c= statistiquement significatif par rapport à la valeur correspondante dans le G III (groupe des diabétiques) (p>0,05).

N=10 animaux.

IV- Modifications du facteur alpha de nécrose tumorale rénale (TNFα) dans différents groupes d'animaux étudiés (tableau 4 et figure 11) :

Les résultats de la présente étude ont démontré que le groupe diabétique (G III) a montré une augmentation significative de TNFα par rapport au groupe témoin (G I) ou au groupe tampon témoin (G II).

En revanche, le groupe traité au Punica granatum (G IV) a montré une diminution significative de TNFα par rapport au G III. TNFα dans le groupe G IV était toujours significativement plus élevé que celui des groupes G I et G II.

Le groupe traité à la sitagliptine (G V) a montré une diminution significative de TNFα par rapport au G III. TNFα dans le groupe G V était toujours significativement plus élevé que celui des groupes G I et GII.

De plus, le groupe traité par Punica granatum et sitagliptine (G VI) a montré une diminution significative de TNFα par rapport à G III. TNFα dans le G VI était toujours significativement plus élevé que celui du G I et du GII.

Tableau (4) : Modifications du facteur alpha de nécrose des tumeurs rénales (TNFα) dans différents groupes d'animaux étudiés.

Groupes	G I Groupe de contrôle	G II Groupe de contrôle +Buffer		G III Groupe de diabétiques			G IV Groupe Diabétique +Punica				G V Diabétique + groupe sitagliptine				G VI Diabétique +punica & groupe sitagliptine			
Paramètres	Moyenne ±SEM	Moyenne ±SEM	Valeur P Vs G I	Moyenne ±SEM	Valeur P Vs G I	Valeur P Vs G II	Moyenne ±SEM	Valeur P Vs G I	Valeur P Vs G II	Valeur P Vs G III	Moyenne ±SEM	Valeur P Vs G I	Valeur P Vs G II	Valeur P Vs G III	Moyenne ±SEM	Valeur P Vs G I	Valeur P Vs G II	Valeur P Vs G III
Facteur de nécrose tumorale alpha (TNFα) (pg/g.tissu)	23.42 ±1.79	19.77 ±0.41	0.45	95.26 ±5.32	0.00* a	0.00* b	56.00 ±3.94	0.00* a	0.00* b	0.00* c	55.33 ±1.88	0.00* a	0.00* b	0.00* c	52.91 ±2.28	0.00* a	0.00* b	0.00* c

Les valeurs sont représentées par la moyenne ± SEM et évaluées statistiquement à l'aide d'une ANOVA unidirectionnelle suivie du test post hoc de Bonferroni·

a= statistiquement significatif par rapport à la valeur correspondante dans G I (groupe témoin) (p> 0,05).

b= statistiquement significatif par rapport à la valeur correspondante dans G II (groupe témoin + tampon) (p> 0,05).

c= statistiquement significatif par rapport à la valeur correspondante dans le G III (groupe des diabétiques) (p> 0,05).

N=10 animaux.

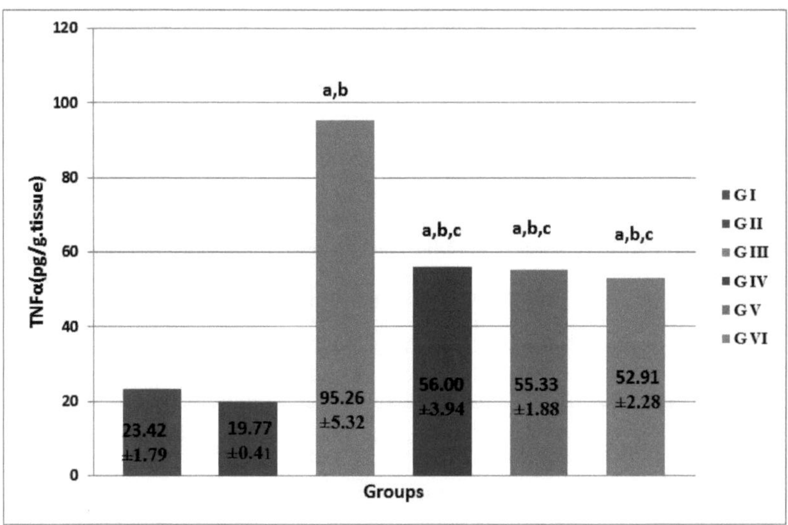

Figure (11) : Modifications du facteur de nécrose tumorale rénale alpha (TNFα) dans différents groupes d'animaux étudiés.

Les valeurs sont représentées par la moyenne ± SEM

a= statistiquement significatif par rapport à la valeur correspondante dans G I (groupe témoin) (p>0,05).

b= statistiquement significatif par rapport à la valeur correspondante dans G II (groupe témoin + tampon) (p>0,05).

c= statistiquement significatif par rapport à la valeur correspondante dans le G III (groupe des diabétiques) (p>0,05).

N=10 animaux.

V- Modification des marqueurs du stress oxydatif rénal (MDA, GSH, CAT et SOD) dans différents groupes d'animaux étudiés :

- **MDA dans le tissu rénal (tableau 5 et figure 12) :**

Les résultats de la présente étude ont démontré que le groupe diabétique (G III) a montré une augmentation significative du MDA par rapport au groupe témoin (G I) ou au groupe tampon témoin (G II).

En revanche, le groupe traité au Punica granatum (G IV) a montré une diminution significative de la MDA par rapport au G III. La MDA dans le groupe G IV était encore nettement supérieure à celle des groupes G I et G II.

Le groupe traité à la sitagliptine (G V) a montré une diminution significative de la MDA par rapport au G III. La MDA dans le G V était toujours significativement plus élevée que celle des G I et GII.

De plus, le groupe traité par Punica granatum et sitagliptine (G VI) a montré une diminution significative de la MDA par rapport au G III. La MDA dans le G VI était toujours significativement plus élevée que celle du G I et du GII.

- **GSH dans le tissu rénal (tableau 5 et figure 13) :**

Les résultats de la présente étude ont montré que le groupe des diabétiques (G III) présentait une diminution significative de la GSH par rapport au groupe témoin (G I) ou au groupe tampon témoin (G II).

En revanche, le groupe traité au Punica granatum (G IV) a montré une augmentation significative de la GSH par rapport au G III. Le GSH dans le groupe G IV était encore nettement inférieur à celui des groupes G I et GII.

Le groupe traité à la sitagliptine (G V) a montré une augmentation significative de la GSH par rapport au G III. Le GSH dans le groupe G V était encore nettement inférieur à celui des groupes G I et GII.

De plus, le groupe traité par Punica granatum et sitagliptine (G VI) a montré une augmentation significative de la GSH par rapport au G III. Le GSH dans le G VI était toujours significativement inférieur à celui du G III, tandis que le GSH dans le G VI a montré un changement insignifiant par rapport au G II.

- **CAT dans le tissu rénal (tableau 5 et figure 14) :**

Les résultats de la présente étude ont démontré que le groupe diabétique (G III) a montré un changement insignifiant de la TCA par rapport au groupe témoin (G I) ou au groupe tampon témoin (G II).

Le groupe traité au Punica granatum (G IV) a montré un changement insignifiant de la CAT par rapport aux G I, GII et GIII.

Le groupe traité à la sitagliptine (G V) a montré un changement insignifiant de la CAT par rapport aux G I, GII et GIII.

En revanche, le groupe traité par Punica granatum et sitagliptine (G VI) a montré une augmentation significative de la CAT par rapport au G III. Tandis que le taux de CAT dans le groupe G VI n'a pas changé de manière significative par rapport aux groupes G I et G II.

- **La DBO dans les tissus rénaux (tableau 5 et figure 15) :**

Les résultats de la présente étude ont montré que le groupe diabétique (G III) a présenté une diminution significative de la SOD par rapport au groupe témoin (G I) ou au groupe tampon témoin (G II).

En revanche, le groupe traité au Punica granatum (G IV) a montré une augmentation significative de la DBO par rapport au G III. La DBO dans le groupe G IV était encore nettement inférieure à celle des groupes G I et GII.

Le groupe traité à la sitagliptine (G V) a montré une augmentation significative de la SOD par rapport au G III. La DBO dans le G V était encore nettement inférieure à celle des G I et GII.

De plus, le groupe traité par Punica granatum et sitagliptine (G VI) a montré une augmentation significative de la DBO par rapport au G III. La DBO dans le G VI était encore nettement inférieure à celle du G II et du G III.

Tableau (5) : Évolution des marqueurs du stress oxydatif rénal (MDA, GSH, CAT et SOD) dans différents groupes d'animaux étudiés :

Paramètres	G I Groupe de contrôle Moyenne ±SEM	G II Groupe de contrôle +Buffer Moyenne ±SEM	Valeur P Vs G I	G III Groupe de diabétiques Moyenne ±SEM	Valeur P Vs G I	Valeur P Vs G II	G IV Groupe Diabétique +Punica Moyenne ±SEM	Valeur P Vs G I	Valeur P Vs G II	Valeur P Vs G III	G V Diabétique + groupe sitagliptine Moyenne ±SEM	Valeur P Vs G I	Valeur P Vs G II	Valeur P Vs G III	G VI Diabétique + groupe punica & sitagliptine) Moyenne ±SEM	Valeur P Vs G I	Valeur P Vs G II	Valeur P Vs G III
MDA (nmol / g.tissu)	11.68 ±0.69	11.22 ±0.25	0.86	54.88 ±3.24	0.00* a	0.00* b	23.90 ±1.52	0.00* a	0.00* b	0.00* c	27.40 ±1.06	0.00* a	0.00* b	0.00* C	21.33 ±1.34	0.00* a	0.00* b	0.00* c
GSH (mmol / g. de tissu)	66.45 ±4.56	59.65 ±1.46	0.14	23.53 ±3.02	0.00* a	0.00* b	45.56 ±3.20	0.00* a	0.00* b	0.00* c	47.87 ±1.78	0.00* a	0.01* b	0.00* c	57.01 ±3.28	0.03* a	0.55	0.00* c
CAT (tissu U / g.)	121.55 ±2.05	118.32 ±0.64	0.97	74.49 ±4.87	0.60	0.62	104.07 ±2.80	0.84	0.87	0.73	105.20 ±2.97	0.85	0.88	0.72	252.44 ±1.43	0.15	0.14	0.04* c
SOD (tissu U/g)	5.87 ±0.17	5.53 ±0.21	0.30	1.45 ±0.19	0.00* a	0.00* b	4.05 ±0.10	0.00* a	0.00* b	0.00* c	4.09 ±0.21	0.00* a	0.00* b	0.00* c	4.83 ±0.31	0.00* a	0.02* b	0.00* c

Les valeurs sont représentées par la moyenne ± SEM et évaluées statistiquement à l'aide d'une ANOVA unidirectionnelle suivie du test post hoc de Bonferroni.

a= statistiquement significatif par rapport à la valeur correspondante dans G I (groupe témoin) (p> 0,05).

b= statistiquement significatif par rapport à la valeur correspondante dans G II (groupe témoin + tampon) (p> 0,05).

c= statistiquement significatif par rapport à la valeur correspondante dans le G III (groupe des diabétiques) (p> 0,05).

N=10 animaux.

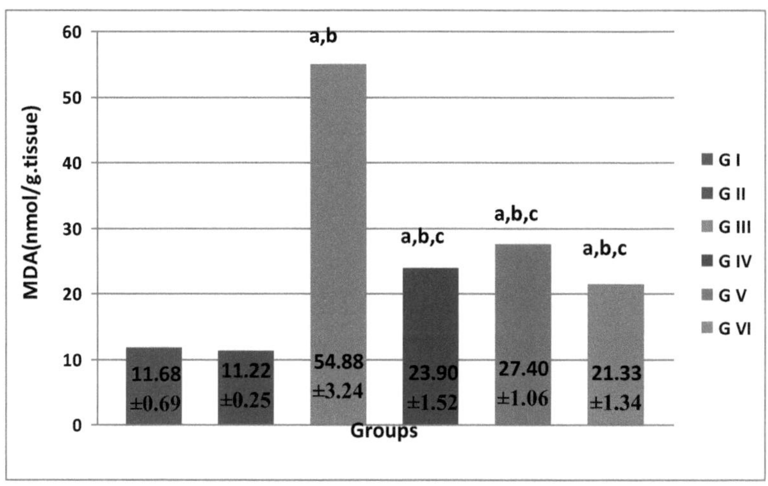

Figure (12) : Évolution du malondialdéhyde rénal (MDA) dans différents groupes d'animaux étudiés.

Les valeurs sont représentées par la moyenne ± SEM

a= statistiquement significatif par rapport à la valeur correspondante dans G I (groupe témoin) (p>0,05).

b= statistiquement significatif par rapport à la valeur correspondante dans G II (groupe témoin + tampon) (p>0,05).

c= statistiquement significatif par rapport à la valeur correspondante dans le G III (groupe des diabétiques) (p>0,05).

N=10 animaux.

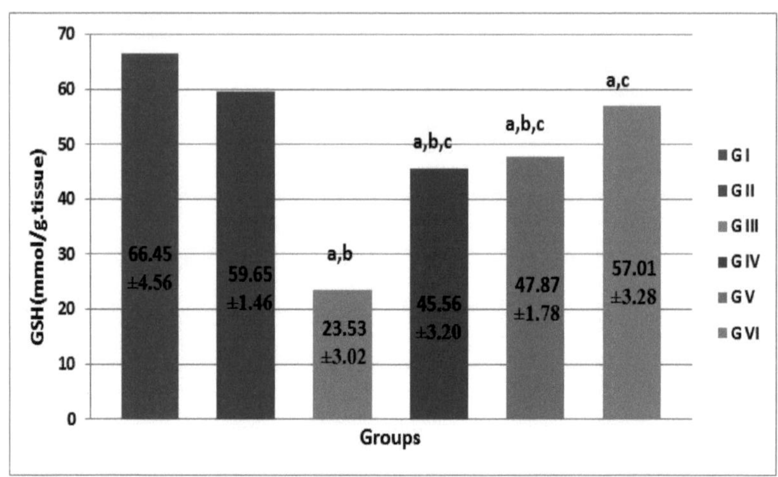

Figure (13) : Évolution du glutathion rénal (GSH) dans différents groupes d'animaux étudiés.

Les valeurs sont représentées par la moyenne ± SEM

a= statistiquement significatif par rapport à la valeur correspondante dans G I (groupe témoin) (p>0,05).

b= statistiquement significatif par rapport à la valeur correspondante dans G II (groupe témoin + tampon) (p>0,05).

c= statistiquement significatif par rapport à la valeur correspondante dans le G III (groupe des diabétiques) (p>0,05).

N=10 animaux.

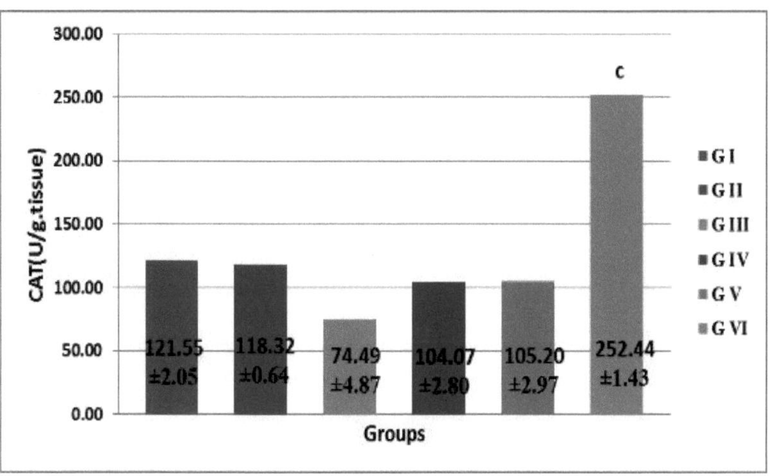

Figure (14) : Évolution de la catalase rénale (CAT) dans différents groupes d'animaux étudiés.

Les valeurs sont représentées par la moyenne ± SEM

c= statistiquement significatif par rapport à la valeur correspondante dans le G III (groupe des diabétiques) (p>0,05).

N=10 animaux.

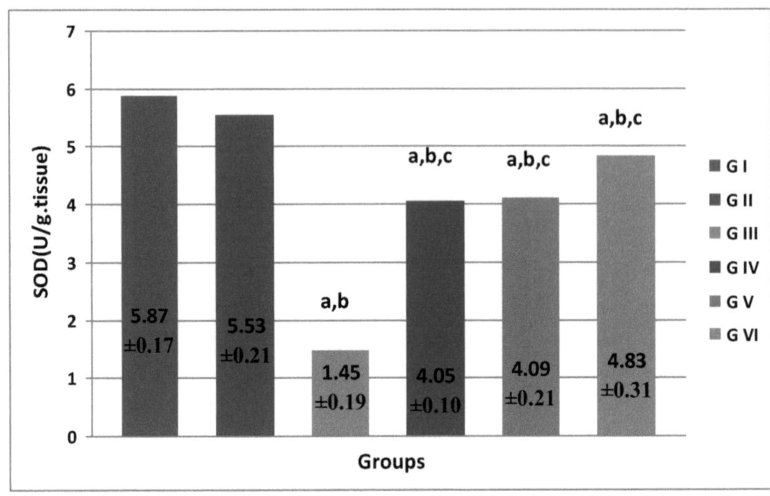

Figure (15) : Évolution de la superoxyde dismutase rénale (SOD) dans différents groupes d'animaux étudiés.

Les valeurs sont représentées par la moyenne ± SEM

a= statistiquement significatif par rapport à la valeur correspondante dans G I (groupe témoin) ($p > 0,05$).

b= statistiquement significatif par rapport à la valeur correspondante dans G II (groupe témoin + tampon) ($p > 0,05$).

c= statistiquement significatif par rapport à la valeur correspondante dans le G III (groupe des diabétiques) ($p > 0,05$).

N=10 animaux.

VI- Évolution des protéines totales dans l'urine de 24 heures chez différents groupes d'animaux étudiés (tableau 6 et figure 16) :

Les résultats de la présente étude ont démontré que le groupe diabétique (G III) a montré une augmentation significative des protéines totales dans l'urine de 24 heures par rapport au groupe témoin (G I) ou au groupe tampon témoin (G II).

D'autre part, le groupe traité par Punica granatum (G IV) a montré une diminution significative des protéines totales dans les urines de 24 heures par rapport au G III. Les protéines totales dans les urines de 24 heures du groupe G IV étaient toujours significativement plus élevées que celles des groupes G I et G II.

Le groupe traité à la sitagliptine (G V) a montré une diminution significative des protéines totales dans les urines de 24 heures par rapport au G III. La protéine totale dans les urines de 24 heures du G V était toujours significativement plus élevée que celle du G I et du GII.

De plus, le groupe traité par Punica granatum et sitagliptine (G VI) a montré une diminution significative des protéines totales dans l'urine de 24 heures par rapport au G III. Les protéines totales dans les urines de 24 heures du G VI étaient toujours significativement plus élevées que celles du G I et du GII.

Tableau (6) : Évolution des protéines totales dans les urines de 24 heures chez différents groupes d'animaux étudiés.

Groupes	G I Groupe de contrôle	G II Groupe de contrôle +Buffer		G III Groupe de diabétiques			G IV Groupe Diabétique +Punica				G V Diabétique + groupe sitagliptine				G VI Diabétique +punica & groupe sitagliptine			
Paramètres	Moyenne ±SEM	Moyenne ±SEM	Valeur P Vs G I	Moyenne ±SEM	Valeur P Vs G I	Valeur P Vs G 2	Moyenne ±SEM	Valeur P Vs G I	Valeur P Vs G I	Valeur P Vs G I	Moyenne ±SEM	Valeur P Vs G I	Valeur P Vs G I	Valeur P Vs G I	Moyenne ±SEM	Valeur P Vs G I	Valeur P Vs G I	Valeur P Vs G I
Protéines totales dans l'urine (mg/jour)	2.73 ±0.32	3.07 ±0.22	0.65	37.28 ±0.39	0.00* a	0.00* b	27.68 ±0.65	0.00* a	0.00* b	0.00* c	25.58 ±0.57	0.00* a	0.00* b	0.00* c	22.20 ±0.55	0.00* a	0.00* b	0.00* c

Les valeurs sont représentées par la moyenne ± SEM et évaluées statistiquement à l'aide d'une ANOVA unidirectionnelle suivie du test post hoc de Bonferroni.

a= statistiquement significatif par rapport à la valeur correspondante dans G I (groupe témoin) (p>0,05).

b= statistiquement significatif par rapport à la valeur correspondante dans G II (groupe témoin + tampon) (p>0,05).

c= statistiquement significatif par rapport à la valeur correspondante dans le G III (groupe des diabétiques) (p>0,05).

N=10 animaux.

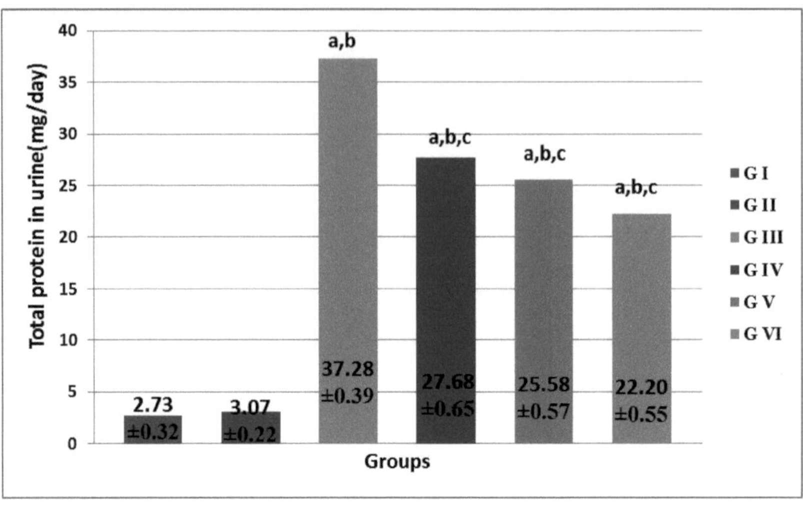

Figure (16) : Évolution des protéines totales dans les urines de 24 heures chez différents
groupes d'animaux étudiés.

Les valeurs sont représentées par la moyenne ± SEM

a= statistiquement significatif par rapport à la valeur correspondante dans G I (groupe témoin) (p>0,05).

b= statistiquement significatif par rapport à la valeur correspondante dans G II (groupe témoin + tampon) (p>0,05).

c= statistiquement significatif par rapport à la valeur correspondante dans le G III (groupe des diabétiques) (p>0,05).

N=10 animaux.

Résultats de l'examen au microscope optique :

Groupe I (le groupe témoin) : l'examen histologique des coupes de reins de rats mâles adultes témoins colorés au H&E a révélé des structures tubulaires et glomérulaires normales du cortex. Il comportait les corpuscules rénaux (Malpighiens) formés par la capsule de Bowman entourant le glomérule (touffe capillaire), les tubules convolutés proximaux (PCT) et les tubules convolutés distaux (DCT). La capsule de Bowman était constituée de deux couches, une couche pariétale et une couche viscérale. Les tubules PCT avaient une lumière étroite et étaient bordés par un épithélium cubique haut avec une bordure en brosse apicale et un cytoplasme acidophile profond, tandis que les DCT avaient une lumière plus large et étaient bordés par un épithélium cubique avec un cytoplasme moins acidophile et sans bordure en brosse (Figs.17A&B).

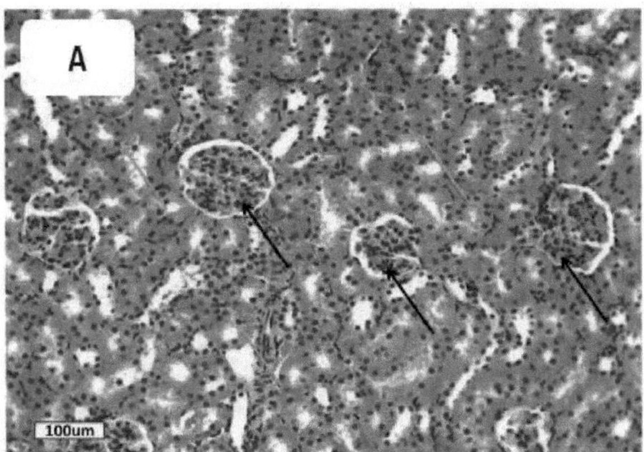

Figure (17) : Photomicrographie d'une section d'un rein de rat témoin : montrant la structure histologique normale du cortex, contenant les glomérules (flèches noires) et les tubules rénaux (flèches vertes) (H&E X200).

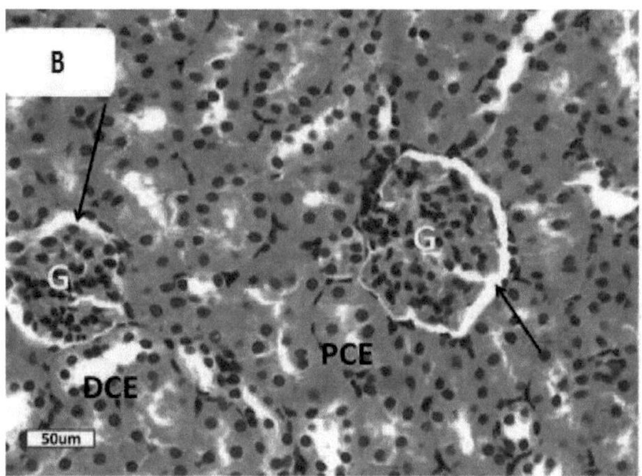

Figure (17B) : Un grossissement plus important de la figure précédente montrant les glomérules bien développés (G) avec un espace glomérulaire normal, des tubules convolutés proximaux (PCT) et des tubules convolutés distaux (DCT) (H&E X 400).

Groupe II (groupe tampon au citrate) : l'examen histologique de coupes de reins de rats mâles adultes ayant reçu une injection intrapéritonéale unique de tampon au citrate, colorées avec H&E, est apparu plus ou moins comme celui du groupe témoin et a révélé une structure glomérulaire et tubulaire normale du cortex (Fig. 18 A&B).

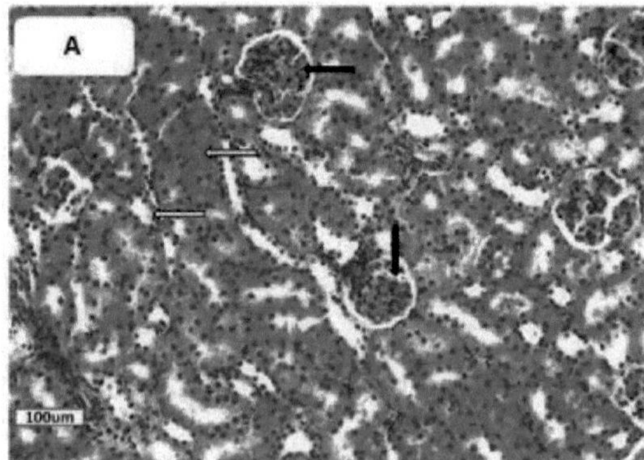

Figure (18) : Photomicrographie d'une coupe dans un rein de rat injecté de tampon au citrate montrant la structure histologique normale du cortex, contenant les glomérules (flèches noires) et les tubules rénaux (flèches blanches) (H&E X200).

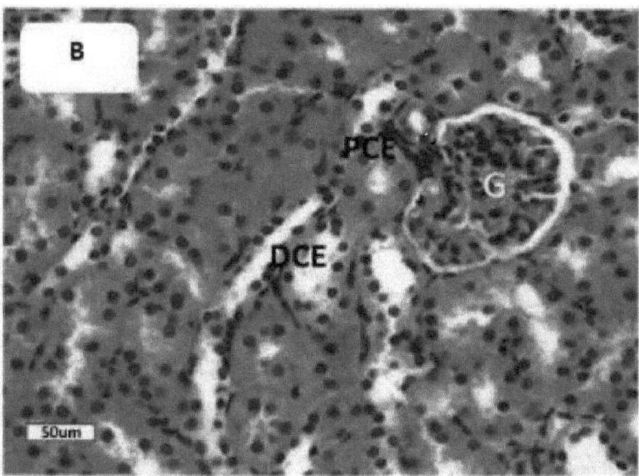

Figure (18B) : Un grossissement plus important de la figure précédente montrant le glomérule bien développé (G) avec un espace glomérulaire normal, des tubules convolutés proximaux (PCT) et des tubules convolutés distaux (DCT) (H&E X 400).

Groupe III (groupe diabétique) : l'examen histologique de coupes de reins de rats mâles adultes diabétiques colorés au H&E a révélé une infiltration de cellules mononucléaires, un espace glomérulaire dilaté, des tubules dégénérés dilatés, un cytoplasme vacuolisé de nombreux tubules rénaux et une hémorragie à l'intérieur de beaucoup d'entre eux (**Figs.**19A-E).

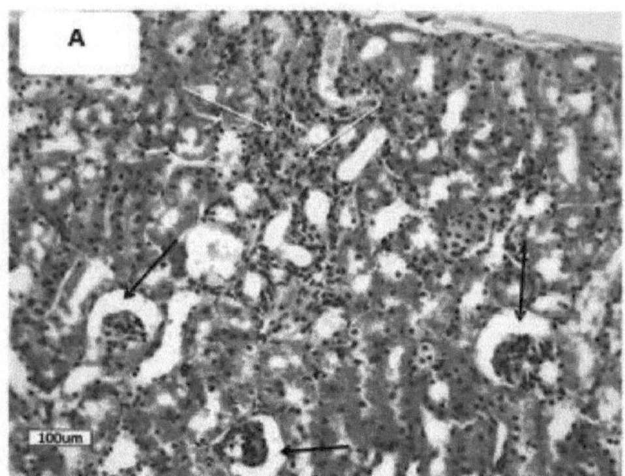

Figure (19: Photomicrographie d'une section d'un rein de rat diabétique montrant l'infiltration des cellules mononucléaires (flèches blanches) et la dilatation dans l'espace glomérulaire (flèches noires) (H&E X 200).

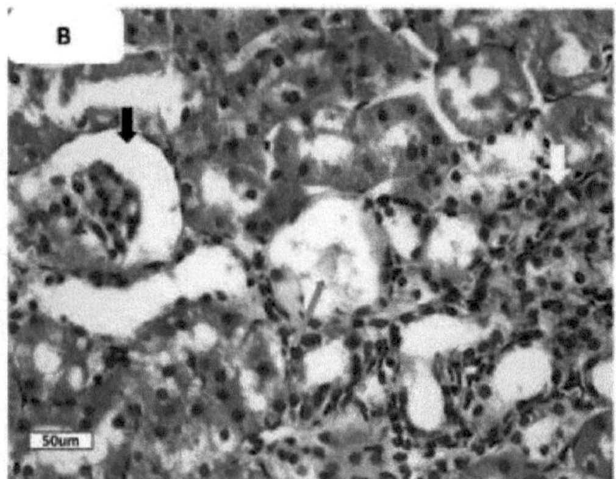

Figure (19B) : Agrandissement de la figure précédente montrant l'infiltration des cellules mononucléaires (flèche blanche), la dilatation dans l'espace glomérulaire (flèche noire) et le tubule dégénéré dilaté (flèche verte) (H&E X 400).

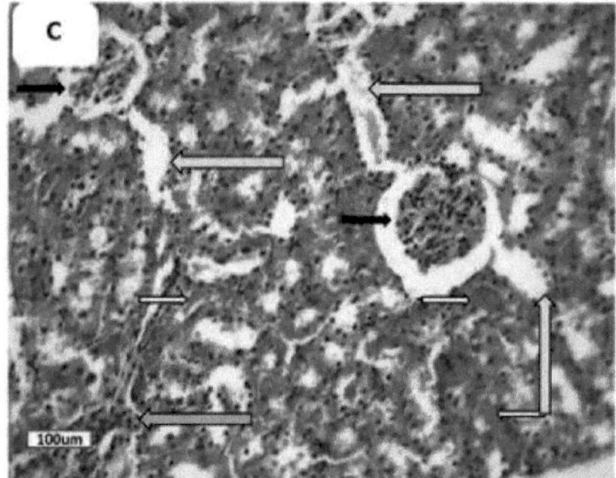

Figure (19C) : Photomicrographie d'une section d'un rein de rat diabétique montrant une infiltration de cellules mononucléaires (flèche verte), une dilatation dans l'espace glomérulaire (flèche noire), un cytoplasme vacuolaire des tubules rénaux (flèches jaunes) et une hémorragie à l'intérieur de nombreux tubules (flèches blanches) (H&E X 200).

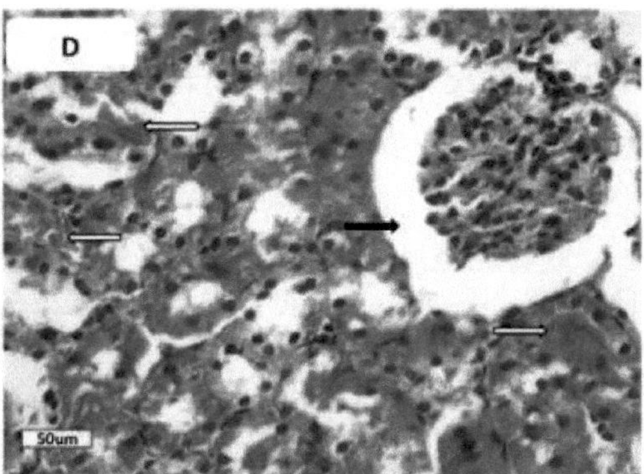

Figure (19D) : Un grossissement plus important de la figure précédente montrant la dilatation de l'espace glomérulaire (flèche noire) et l'hémorragie à l'intérieur de nombreux tubules (flèches blanches) (H&E X 400).

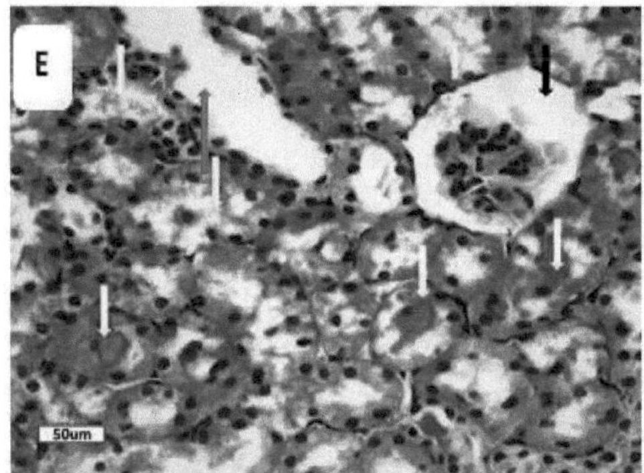

Figure (19E) : Photomicrographie d'une coupe d'un rein de rat diabétique montrant une hémorragie à l'intérieur de nombreux tubules (flèches blanches), une dilatation dans l'espace glomérulaire (flèche noire), un cytoplasme vacuolaire des tubules rénaux (flèches jaunes) et un tubule dilaté (flèche verte) (H&E X 400).

Groupe IV (rats diabétiques traités avec du punica granatum) : l'examen histologique de sections de reins de rats mâles adultes diabétiques traités avec du punica granatum, colorés avec H&E, a révélé une certaine amélioration, par rapport au groupe diabétique, dans l'espace glomérulaire et la plupart des tubules. Certains tubules étaient encore dilatés, d'autres encore vacuolés et une hémorragie a été constatée à l'intérieur de certains d'entre eux (Fig. 20A&B).

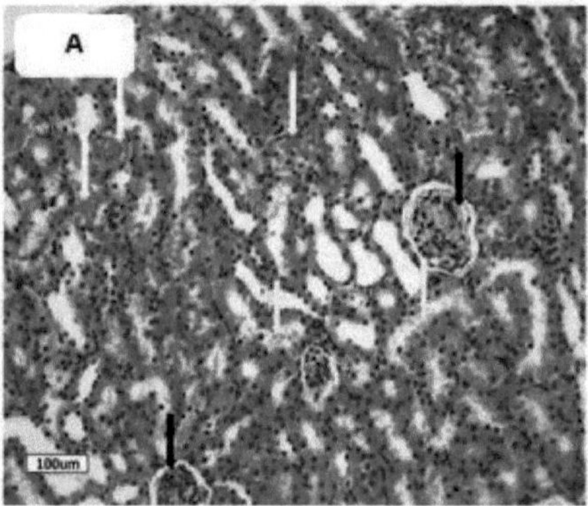

Figure (20: Photomicrographie d'une section de rein de rat adulte mâle diabétique traité au *punica granatum* montrant une diminution de l'espace glomérulaire (flèches noires), mais des hémorragies à l'intérieur de certains tubules (flèches blanches) et un cytoplasme vacuolaire de certains tubules rénaux (flèches jaunes) sont encore présents (H&E X 200).

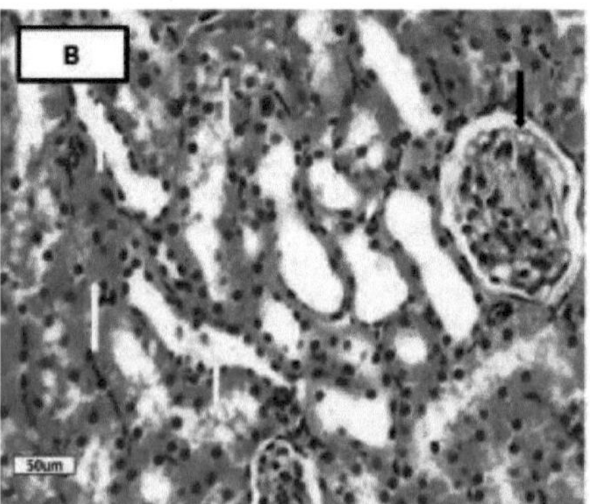

Figure (20B) : Un grossissement plus important de la figure précédente montrant la diminution de l'espace glomérulaire (flèche noire), mais le cytoplasme dilaté et vacuolisé de certains tubules rénaux (flèches jaunes) avec hémorragie à l'intérieur de certains d'entre eux (flèches blanches) est toujours présent (H&E X 400).

Groupe V (rats diabétiques traités à la sitagliptine) : l'examen histologique de coupes de reins de rats mâles adultes diabétiques traités à la sitagliptine et colorés à l'aide de H&E, a révélé une amélioration des espaces glomérulaires et de la plupart des tubules si on les compare au groupe diabétique, mais certains tubules étaient encore dilatés et d'autres encore dégénérés (Figs.21A&B).

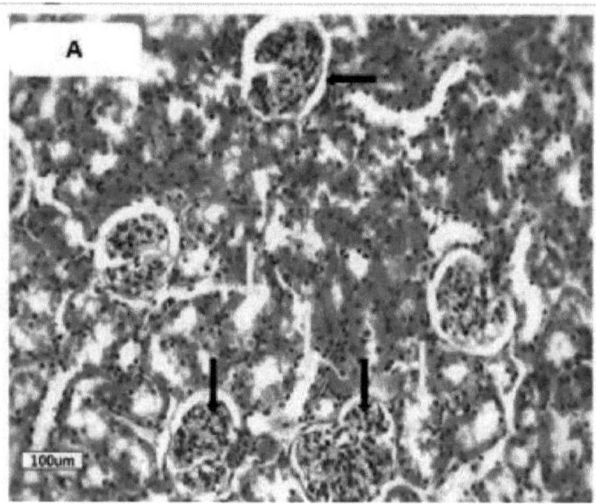

Figure (21) : Photomicrographie d'une section de rein de rat adulte mâle diabétique traité à la sitagliptine montrant une diminution de l'espace glomérulaire (flèches noires) mais quelques tubules rénaux dilatés avec un cytoplasme vacuolant (flèches jaunes) sont encore observés (H&E X 200).

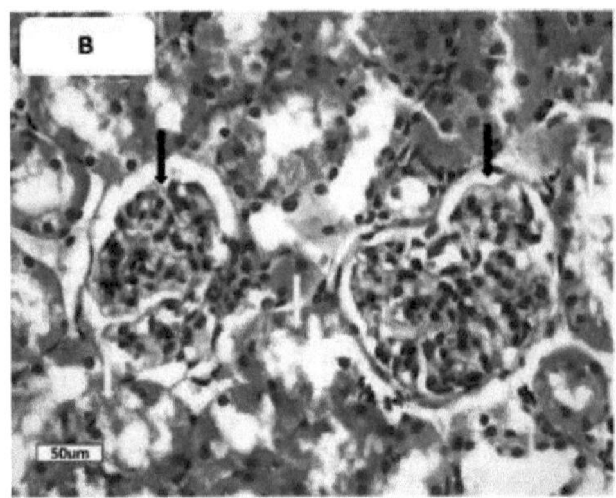

Figure (21B) : Un grossissement plus important de la figure précédente montre une diminution de l'espace glomérulaire (flèches noires), mais on observe encore quelques tubules rénaux dilatés avec un cytoplasme vacuolaire (flèches jaunes) (H&E X 400).

Groupe VI (rats diabétiques traités avec du *punica granatum* **et de la sitagliptine)** : l'examen histologique de sections de reins de rats mâles adultes diabétiques traités avec du *punica granatum et de la* sitagliptine, colorés avec H&E, a révélé les meilleurs résultats. On a observé une amélioration de l'espace glomérulaire avec une dilatation tubulaire moindre par rapport au groupe diabétique. Cependant, certains tubules rénaux présentent encore un cytoplasme vacuolaire (Figs.22A&B).

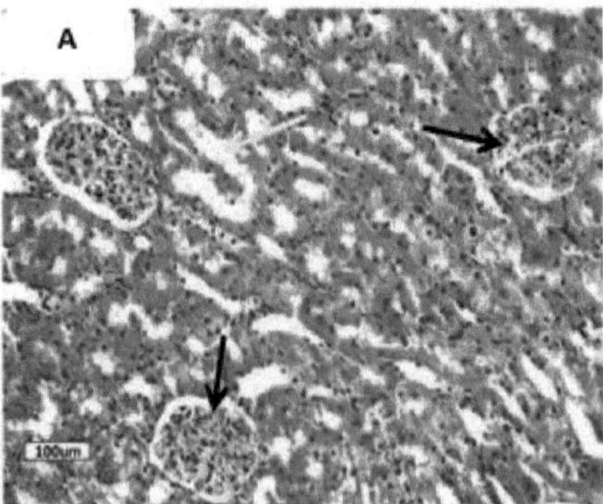

Figure (22) : Photomicrographie d'une section d'un rein de rat adulte mâle diabétique traité avec du *punica granatum* et de la sitagliptine montrant une diminution de l'espace glomérulaire (flèches noires), mais on note encore le cytoplasme vacuolaire de certains tubules rénaux (flèche jaune) (H&E X 200).

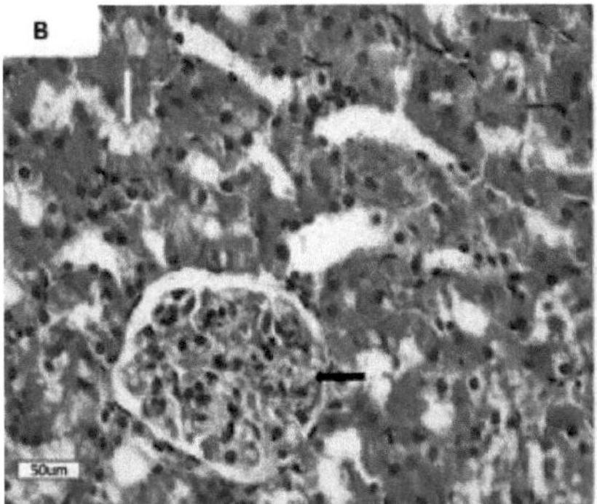

Figure (22B) : Un grossissement plus important de la figure précédente montrant la diminution de l'espace glomérulaire (flèche noire), mais le cytoplasme vacuolisé de certains tubules rénaux (flèche jaune) est toujours noté (H&E X 400).

DISCUSSION

I- **Effets de la streptozotocine-nicotinamide (diabète de type 2) sur différents paramètres**

Sur le poids corporel, l'HbA1c et le glucose sérique à jeun :

Dans la présente étude, on a constaté une augmentation significative du glucose et de l'HbA1c à jeun dans le sérum, accompagnée d'une diminution du poids corporel dans le groupe diabétique par rapport au groupe témoin et au groupe tampon.

En accord avec nos résultats, *Asokan et autres, Patil et autres, et Swapna et autres (2019) ont* rapporté que chez les rats traités par le STZ-NIC, il y avait une augmentation du taux de glucose accompagnée d'une augmentation de l'HbA1c *Ibrahim et autres, Pérez Gutierrez et autres, et Shah et autres (2019).* De même, *Bahmanzadeh et al. et Dhungyal et al. (2019) ont* constaté que les rats mâles développaient un diabète par injection intrapéritonéale unique de STZ-NIC et ont montré une diminution du poids corporel par rapport aux rats témoins.

Mali et al. et Shivavedi et al. (2019) ont déclaré que le STZ est un antibiotique et est structurellement un dérivé glucosaminé de la nitrosourée, après administration il pénètre rapidement dans les cellules bêta du pancréas via GLUT2 et conduit à l'alkylation ou à la rupture des brins d'ADN. L'alkylation de l'ADN est la principale cause de la mort des cellules β- induite par la STZ en raison de la fraction nitrosourée de ce composé *(Ashraf et al., 2014).* Cette action de la STZ a été expliquée par la découverte d'*Ullah et al. (2017),* qui ont observé que la STZ provoque une altération de l'ADN et une cytotoxicité en initiant la génération de radicaux libres par le système xanthine oxydase des cellules pancréatiques, et augmente la production de H_2O_2, ce qui conduit à la fragmentation de l'ADN et

nécrose des îlots de cellules B du pancréas. ***Elkotby et al. (2018) et Al-Attar& Alsalmi (2019) ont*** mentionné que l'altération des îlots pancréatiques endommagés due à l'induction du diabète, s'accompagne d'une augmentation de la glycémie.

Dans cette étude, l'administration de NIC avec STZ exerce un effet protecteur sur l'action cytotoxique de STZ en piégeant les radicaux libres et ne cause que des dommages mineurs à la masse de cellules bêta du pancréas produisant le diabète de type 2 *(Mali et al., 2019)*.

Paudel et al. (2018) et Shah et al. (2019) ont également signalé que pendant l'hyperglycémie, l'excès de sucre réagit avec la protéine d'hémoglobine, entraînant sa glycation (HbA1c), qui est un marqueur de laboratoire du diabète et le risque associé de complications diabétiques dues à la formation de produits de glycation avancée.

Le stress oxydatif induit par le STZ provoque un dysfonctionnement des cellules β avec une altération ultérieure de la sécrétion d'insuline. L'insuline favorise la synthèse du glycogène et des lipides dans les cellules musculaires. Par conséquent, la réduction de la production d'insuline entraîne une réduction de l'entrée du glucose dans le muscle, entraîne une augmentation de la lipolyse et de la gluconéogenèse, et provoque une fonte musculaire et une perte de poids *(Rahimi et al., 2018)*. *L'atrophie musculaire est la* conséquence de la perte ou de la dégradation des protéines structurelles. L'atrophie musculaire résulte généralement de la synthèse gluconéogénique du glucose à partir de matières lipidiques et protéiques comme stratégie compensatoire de la non-disponibilité du glucose (dans l'état diabétique) pour l'utilisation comme source d'énergie (*Oluba et al., 2019*).

La construction du corps dépend de l'insuline, une hormone anabolique majeure. La réduction et l'insuffisance de l'insuline dans la DM ont provoqué des troubles métaboliques du glucose, des lipides et des protéines. De plus, la carence en insuline a transformé l'anabolisme en catabolisme des protéines et des lipides. De plus, la construction du glucose dépend de la protéolyse et des acides aminés gluconéogènes par le foie, d'où l'induction d'un bilan azoté négatif attribué au catabolisme des protéines et des lipides *Almalki et al. (2019)*.

En revanche, *Pérez Gutierrez et al. (2019) ont* montré que l'induction du diabète par une injection i.p. unique de nicotinamide (120 mg/kg) suivie d'une injection de STZ (60 mg/kg) dans un tampon citrate 0,1 M à pH 4,5 provoquait une augmentation du poids corporel. En outre, *Toma et al. (2015) ont* déclaré que l'injection i.p. de STZ (40 mg/kg) a provoqué une augmentation du poids corporel des rats ; cela peut être lié aux techniques utilisées dans cette étude. *Naidu et al. (2015) ont* constaté que le modèle de rat à régime riche en graisses avec une faible dose de STZ (35 mg/ kg) peut être considéré comme produisant l'état physiopathologique du diabète de type 2 et s'accompagnait d'une augmentation marginale du poids corporel.

Sur les fonctions rénales :

Dans le présent travail, on a constaté une augmentation significative des taux d'urée sérique, d'azote uréique sanguin, de créatinine et de protéines urinaires de 24 heures dans le groupe diabétique par rapport au groupe témoin et au groupe tampon.

Les effets du STZ-NIC ont été confirmés par le tableau histopathologique du rein de la présente étude, où les rats traités au STZ présentaient une infiltration de cellules mononucléaires, un espace glomérulaire dilaté, des tubules dégénérés dilatés, un cytoplasme vacuolisé de nombreux tubules rénaux et une hémorragie à l'intérieur de nombre d'entre eux.

En accord avec la présente conclusion, *Goli et al, Indu et al, et Motawi et al (2019) ont* rapporté que chez les rats traités par le STZ-NIC, il y a eu une augmentation remarquable des niveaux d'urée, d'azote uréique sanguin et de créatinine. De même, *Singh et ses collègues (2018) ont* rapporté que le STZ-NIC a montré une augmentation des protéines urinaires sur 24 heures. Les résultats histopathologiques étaient en accord avec l'étude de *Kaushik et al. (2018) qui ont* trouvé un espace glomérulaire dilaté et une vacuolisation accrue du cytoplasme, et *Indu et al. (2019) ont* enregistré des tubules dégénérés dilatés.

En **2016,** *Bamanikar et al. ont* prouvé que le diabète peut endommager les vaisseaux sanguins des reins, entraînant une anomalie de la fonction rénale représentée par une réduction de la filtration glomérulaire. Le processus de glycation affecte particulièrement l'artériole efférente des glomérules rénaux et la rend plus rigide et plus étroite. Cela crée une obstruction qui rend difficile la sortie du sang du glomérule et augmente la pression à l'intérieur du glomérule, ce qui entraîne une hyperfiltration *(Ekrikpo et al., 2018).*

Récemment, *Gupta et al. (2019) ont* signalé que les premiers stades de l'hyperfiltration glomérulaire sont tolérés par une augmentation du

DFG. Au dernier stade, une grande partie des fonctions rénales sont perdues et le DFG diminue, le débit urinaire diminue et commence à retenir les déchets. Ainsi, lorsque le taux de filtration glomérulaire diminue, l'urée, l'azote uréique sanguin et la créatinine sont moins filtrés car ils sont normalement excrétés dans l'urine.

Un autre mécanisme possible ***Herrera et al. (2018) et Adams et al. (2019) ont*** mentionné que le foie catabolise l'ammoniac toxique en urée. Le cycle de l'urée est la façon dont le corps transforme l'ammoniac toxique en urée, l'ammoniac provient du catabolisme des protéines puis l'urée quitte ensuite le cytoplasme des hépatocytes et est finalement excrétée dans l'urine.

Avant cela, ***Laustsen et al. (2016) et Hasona et al. (2017) ont*** attribué l'augmentation de la concentration d'urée dans le sang à une résistance à l'insuline, car une concentration élevée de glucose dans l'état diabétique provoque un grave déséquilibre entre le métabolisme des protéines et le bilan azoté négatif.

Le niveau de créatinine est utilisé comme indicateur du taux de filtration glomérulaire ***(Bhat et al., 2018).*** Les causes possibles de l'augmentation de la créatinine sérique peuvent être dues à une surproduction de créatinine à partir de muscles endommagés, à l'inhibition de la sécrétion tubulaire de créatinine et à une diminution du taux de filtration glomérulaire ***(Afzal et al., 2018). L'***azote uréique sanguin est un test couramment commandé qui permet d'évaluer le bon fonctionnement des reins ***(Barmore et Hughes, 2019).***

Le mécanisme de la protéinurie a été expliqué par ***Hong et al. (2019) qui ont*** déclaré que le facteur de croissance endothélial vasculaire (VEGF)

A contribue à l'hyperfiltration initiale et à la micro albuminurie, car le blocage de la signalisation du VEGF par l'inhibiteur du récepteur pan-VEGF améliore l'albuminurie diabétique chez les souris. L'angiopoïétine 1 (ANGPT1) est un facteur de croissance vasculaire qui se lie au récepteur de la tyrosine kinase (Tek), principalement exprimé sur les cellules endothéliales. L'activation du Tek induite par l'ANGPT1 entraîne l'intégrité des cellules endothéliales. L'angiopoïétine 2 (ANGPT2) est dérivée de l'endothélium et fonctionne dans la plupart des cas comme un antagoniste de la signalisation Tek. La régulation de l'ANGPT2 entraîne une augmentation de la perméabilité et une déstabilisation du système vasculaire, ce qui prépare l'endothélium à l'inflammation et à l'angiogenèse. Il a été démontré que les patients atteints de maladies rénales présentent des niveaux réduits d'ANGPT1 et des niveaux accrus d'ANGPT2 *(Loganathan et al., 2018)*.

Récemment, *Cheng et al. (2019) ont* suggéré que l'hyperglycémie affaiblit la barrière de filtration glomérulaire, provoque des dommages glomérulaires et une augmentation de la perméabilité glomérulaire aux protéines et l'accumulation de composants de la matrice extracellulaire dans le mésange, ce qui entraîne une fuite d'albumine, ce qui exacerbe la DN. De plus, *Zayed et ses collaborateurs (2018) ont* enregistré que le diabète de type 2 a un effet sur la structure des tubules rénaux ; il induit une diminution marquée de l'épaisseur de la bordure des brosses tubulaires, ce qui entraîne un cas de rétention de liquide rénal et une dilatation de la lumière des tubules rénaux. D'autre part, les anomalies structurelles des tubules rénaux pourraient perturber l'absorption normale du liquide, ce qui entraînerait une protéinurie.

Le stress oxydatif induit pourrait entraîner une destruction cellulaire importante et une accumulation de dépressions cellulaires, ce qui obstruerait le système tubulaire rénal *(Zayed et al., 2018)*.

Kriz et Lemley (2017) ont rapporté que la néphropathie induite par le diabète affecte le diamètre des vaisseaux sanguins avec un effet de vasodilatation. La vasodilatation glomérulaire pourrait induire un étirement mécanique des podocytes conduisant à un effacement du processus du pied et à un détachement cellulaire. L'étirement des podocytes induit une diminution de l'expression de la néphrine des podocytes, la principale protéine du diaphragme fendu, entraînant des perturbations de la fonction de filtration glomérulaire et une protéinurie *(Zayed et al., 2018)*.

La dilatation des vaisseaux glomérulaires pourrait augmenter l'endothélium vasculaire fenestree, ce qui entraînerait une augmentation des mouvements de fluides de la piscine glomérulaire vers la piscine urinaire, induisant la formation d'un œdème *(Cara-Fuentes et al., 2016)*. L'accumulation de fluides oedémateux chez les patients diabétiques induit une augmentation de l'espace de Bowman. Les deux principales causes de la formation d'oedèmes glomérulaires sont l'augmentation du mouvement du liquide rénal de la piscine glomérulaire vers la piscine urinaire et le blocage du système tubulaire rénal *(Swiatecka-Urban, 2017)*.

Les podocytes sont des cellules épithéliales hautement spécialisées qui s'enroulent autour de la touffe glomérulaire en juxtaposition avec les membranes basales glomérulaires, couvrant ainsi les capillaires glomérulaires. Les processus du pied podocytaire forment des diaphragmes à fentes qui représentent une couche de la barrière de filtration glomérulaire et permettent l'ultrafiltration efficace du sang pour former un fluide tubulaire *(Jourdan et al., 2018)*.

Précédemment *(Nagata, 2016) a* rapporté que, la perte de protéines du diaphragme fendu qui relie les processus adjacents du pied podocytaire, comme la néphrine et la podocine, joue un rôle clé dans la pathogénie de l'albuminurie dans le diabète.

La néphrine, qui constitue une partie importante du diaphragme à fente et qui est essentielle à la barrière de filtration rénale, est dissociée de la podocine et excrétée dans l'urine aux premiers stades des lésions glomérulaires. Ces deux facteurs contribuent au développement de la protéinurie dans la néphrite, expliqué par *Younis et al. (2018)* qui ont également attribué l'augmentation de la perte de podocytes à l'échec de la phosphorylation de la protéine kinase B " PKB ", entraînant une augmentation de l'apoptose, et/ou l'arrêt du cycle cellulaire par les produits finaux de glycation avancée (AGE).

Un excès de ROS dans les podocytes et les cellules mésangiales ou endothéliales pourrait activer la voie de signalisation du facteur nucléaire kappa B(NF-κB), entraînant l'accumulation de facteurs inflammatoires tels que le facteur de nécrose tumorale (TNF)-α, l'interleukine (IL)-1β, l'IL-6 et la protéine chimioattractante monocytaire 1(MCP-1). L'inflammation peut entraîner des lésions tissulaires et une accumulation supplémentaire de ROS. En effet, le stress oxydatif et l'inflammation sont des causes réciproques dans le développement des lésions et des dysfonctionnements rénaux associés au diabète *(Yang et al., 2019).*

Sur les marqueurs du stress inflammatoire et oxydatif dans les tissus rénaux :

Le groupe diabétique(III) a montré une augmentation significative du TNF-α & MDA et une diminution significative des niveaux de SOD &

GSH par rapport aux groupes de contrôle et de tampon de contrôle, tandis qu'un changement non significatif du niveau de CAT a été observé par rapport aux groupes de contrôle et de tampon de contrôle.

Conformément à cela, *Zhao et al. (2019) ont* observé une élévation significative du niveau de TNF-α chez des rats diabétiques. De même, *Balakrishnan et al. et Motawi et al. (2019) ont* déclaré que le niveau de MDA était élevé chez les diabétiques et *Alotaibi et al. et Zhao et al. (2019) ont* constaté une diminution significative des niveaux de SOD et de GSH.

Mahmoodi et al. (2019) ont expliqué que le TNF-α est une cytokine inflammatoire sécrétée par les macrophages. Cette cytokine supprime l'excrétion d'insuline dans le DM. Une augmentation du niveau de TNF-α entraîne l'activation de l'expression de l'oxyde nitrique synthase qui provoque une surproduction de NO.

Cependant, *Cheng et al. et Sadi et al. (2019) ont* attribué la diminution du niveau de SOD et de GSH à la SOD qui est la première barrière contre les dommages oxydatifs causés par les radicaux libres et l'une des plus importantes enzymes antioxydantes qui convertissent les radicaux superoxyde en peroxyde d'hydrogène. En présence de métaux de transition, le peroxyde d'hydrogène pourrait se transformer en radicaux hydroxyles, connus comme étant les espèces les plus réactives. **En** outre, le GSH est un tripeptide omniprésent dans le cytoplasme qui représente 90 % des thiols intracellulaires non protéiques et qui protège les cellules des dommages oxydatifs. En même temps, la GSH sert de substrat à la glutathion peroxydase (GSH-Px) pour aider la GSH-Px à piéger les radicaux libres *(Zhao et al., 2019). L'*enzyme CAT est une protéine de l'hémisphère qui aide à convertir le peroxyde d'hydrogène en eau et en oxygène et protège les tissus contre les radicaux hydroxyles hautement réactifs *(Yelumalai et al., 2019)*.

Auparavant, Alam et al. (2015) ont suggéré que le stress oxydatif est impliqué dans le développement de l'insulinorésistance et le dysfonctionnement de la cellule β, et joue un rôle majeur dans la pathogénie du DT2. Parallèlement, l'hyperglycémie contribue également au stress oxydatif par plusieurs voies : polyol, hexosamine, protéine kinase C, glycolyse et production avancée de produits finaux de glycation *(Patche et al., 2017)*. Récemment, *Balakrishnan et al. (2019) ont* expliqué que le niveau élevé de glucose provoque une augmentation de la production de ROS via la glycation non enzymatique des protéines et l'auto-oxydation du glucose. Il en résulte donc une atteinte à l'intégration structurelle et fonctionnelle du tissu rénal, comme le confirme la détérioration oxydative accrue des lipides de la membrane cellulaire à l'état diabétique. Par conséquent, il est très important d'améliorer la fonction antioxydante dans le DT2 afin de protéger contre le stress oxydatif *(Gao et al., 2018)*.

Le renforcement du stress oxydatif est l'une des causes les plus fondamentales des complications chroniques du diabète de type 2. *Cheng et al. (2019) ont* déclaré que le stress oxydatif désigne le déséquilibre entre le dommage oxydatif et la capacité antioxydante in vivo ; il est plus probable que cela produise de nombreux intermédiaires oxydatifs, ce qui entraîne une aggravation du dommage oxydatif in vivo. Lorsque l'organisme est stimulé par diverses substances nocives, un excès de ROS et de radicaux libres azotés réactifs (RNS) est produit. La capacité antioxydante est affaiblie en raison de l'excès de ROS, ce qui entraîne une modification des marqueurs du stress oxydatif tels que le MDA et le SOD. Les ROS, principalement les anions superoxydes et les radicaux hydroxyles, provoquent des dommages cellulaires et la mort par divers mécanismes, dont l'inhibition de la chaîne de transport des électrons, la suppression de la respiration cellulaire et la production d'ATP *(Mestry et al., 2018)*.

La production excessive de radicaux libres, tels que les ROS, provoque des dommages à l'ADN, en particulier la rupture de brins et l'altération de bases, qui provoquent l'arrêt du cycle cellulaire ou l'apoptose. Les lésions de l'ADN dans les mitochondries entraînent un dysfonctionnement des mitochondries, qui à son tour génère davantage de ROS. L'inflammation se développe en réponse aux dommages induits par le stress oxydatif, ce qui favorise la réparation et le remodelage. Cela implique l'activation de la voie NF-κB dans les cellules rénales et les chimiokines, telles que la MCP-1 et les interleukines *(Sifuentes-Franco et al. , 2018)*. Ces molécules d'adhésion pro-inflammatoires et ces chimiokines attirent les monocytes, les macrophages et les lymphocytes T, qui s'infiltrent dans le tissu rénal, entraînant l'activation de la signalisation TNF-α et donc l'aggravation des lésions rénales et de la fibrose *(Wang et al., 2019)*. *Le* TNF-α joue un rôle dans la régulation de l'apoptose et des processus inflammatoires dans le diabète *(Safhi et al., 2019)*. *Une* autre explication de l'augmentation du niveau de TNF-α est que le dysfonctionnement des lipides, en particulier l'augmentation des TG dans les cellules adipeuses, peut provoquer la sécrétion de cytokines telles que le TNF-α par les cellules des macrophages *(Szpigel et al., 2018)*.

La peroxydation des lipides est un indicateur de stress oxydatif, dans lequel les radicaux libres interagissent avec les acides gras polyinsaturés (AGPI), entraînant la formation de MDA et de 4-hydroxynonénal, qui provoquent ensuite des effets négatifs tels que la nécrose et l'inflammation des cellules. En cas de néphropathie diabétique, le corps est souvent dans un état de stress oxydatif et est enclin à produire un excès de radicaux libres. Lorsque la production de ROS augmente et ne peut être complètement éliminée, certaines molécules instables dans la cellule (comme les lipides, les protéines, l'ADN, etc.) sont facilement oxydées, ce qui entraîne leur changement structurel et leur dysfonctionnement *(Ayala et al., 2014)*. *Le* MDA est l'un des indicateurs reflétant la peroxydation lipidique des radicaux d'oxygène, qui est produite dans le rein de manière intrinsèque ou par les cellules inflammatoires circulantes. La teneur en MDA dans les reins de rats diabétiques peut être détectée pour refléter l'état de stress oxydatif rénal *(Zhao et al., 2019)*.

Zhang et al. (2017) ont rapporté que parmi les sirtuines, les Sirt3 qui sont classées comme molécules anti-vieillissement sont principalement situées dans les mitochondries et jouent un rôle important dans le stress antioxydant ; le métabolisme cellulaire est reconnu comme une molécule rénoprotectrice. *Hershberger et al. (2017) et Morigi et al. (2018) ont* suggéré qu'après un stress oxydatif persistant, la suractivation des ADP-ribosyltransférases (également appelées PARP) consomme du NAD+ pour favoriser la réparation des lésions de l'ADN induites par les ROS, ce qui réduit finalement l'activité des sirtuines. Une réduction de l'activité de Sirt3 contribue au stress oxydatif mitochondrial en diminuant l'activation des enzymes anti-oxydantes telles que la superoxyde dismutase *(Zhang et al., 2017)*.

En revanche, *Elbe et al. (2015) ont* prouvé que l'induction du diabète par une seule injection i.p. de STZ fraîchement dissous dans une solution saline à 0,9% à une dose de 45 mg/kg diminue les activités de la CAT. *Samarghandian et al. (2014) ont* déclaré que la streptozocine administrée en une seule injection à une dose de 60 mg/kg pour l'induction du diabète entraîne une diminution de l'activité de la TAO. La diminution de l'activité de cette enzyme pourrait résulter de l'oxydation du glucose qui a entraîné une augmentation des radicaux réactifs cétoaldéhyde et superoxyde. Si elle n'est pas décomposée par la CAT, elle provoque la production de radicaux hydroxyles réactifs. Les quantités excessives de radicaux libres endommagent les protéines cellulaires et les acides nucléiques en s'y fixant.

II- Effets de Punica granatum sur différents paramètres

Sur le poids corporel, l'HbA1c et le glucose sérique à jeun :

Les rats traités avec l'EPPG ont montré un changement insignifiant du poids corporel par rapport au groupe de contrôle diabétique. Cependant, le poids corporel est resté significativement inférieur à celui du groupe témoin et du groupe tampon. D'autre part, l'administration de Punica granatum dans le groupe (IV) a entraîné une diminution significative de l'ASGF et de l'HbA1c par rapport au groupe de contrôle diabétique. Cependant, le taux d'HbA1c est resté significativement supérieur à celui du groupe témoin et son taux est presque revenu au groupe tampon témoin, tandis que le taux d'ASGF est resté significativement supérieur à celui du groupe témoin et du groupe tampon témoin.

Ibrahim (2015) a rapporté l'activité anti-obésité de l'EPI, qui est due à la diminution du niveau de l'hormone leptine. *Friedman (2011)* a mentionné précédemment que l'hormone leptine est sécrétée par le tissu adipeux proportionnellement à sa masse. Lorsque la masse graisseuse diminue, le taux de leptine dans le plasma diminue jusqu'à ce que la masse graisseuse soit rétablie. Sur cette base, la diminution de la masse grasse chez les rats diabétiques ayant reçu de l'EPI pourrait être attribuée au faible niveau de leptine sérique (hypoleptinémie).

De manière   très similaire aux résultats actuels, ***Mahmoud et Mahmoud (2017) ont*** enregistré que la PG a provoqué une baisse significative de l'AGSS par rapport au groupe de contrôle diabétique. De même, ***El-Hadary et Ramadan (2019) ont*** constaté que Punica granatum a provoqué une baisse significative de l'ASGF et de l'HbA1c par rapport au groupe de contrôle diabétique. ***Salwe et al. (2015) et Hasona et al. (2017) ont*** signalé que l'effet hypoglycémiant de l'EPPG pourrait être lié aux substances actives présentes dans ces extraits telles que les polyphénols et les flavonoïdes, qui possèdent les propriétés de régénérer la cellule bêta du pancréas, d'augmenter la sécrétion d'insuline, d'améliorer l'absorption du glucose par les tissus adipeux ou musculaires, d'inhiber l'absorption du glucose par l'intestin, de diminuer la production de glucose par le foie et de résoudre le problème de la carence en insuline. L'effet antidiabétique de la grenade peut être, en partie, dû à son effet positif sur la synthèse du glycogène dans le foie, le squelette et les muscles cardiaques, en combinaison avec des ingrédients similaires à l'insuline ou libérant de l'insuline qui existaient dans la grenade ***(Shalaby et al., 2015). La*** supplémentation avec les pelures de grenade entraîne une augmentation des niveaux d'insuline en augmentant soit la sécrétion pancréatique d'insuline des β-cellules des îlots de Langerhans, soit sa libération à partir de la forme liée ***(Middha et al., 2016).***

Borikar et al. (2018) ont étudié l'effet hypoglycémiant de Punica granatum dû à l'activation du récepteur activé par les proliférateurs de peroxysomes - γ - et à l'amélioration de la sensibilité au glucose des tissus périphériques, qui entraîne effectivement une réduction du taux de glucose dans le sang. ***Atrahimovich et al. (2018) ont*** expliqué que les avantages du Punica pour le diabète de type 2 sont la protection des cellules pancréatiques β- contre la toxicité du glucose, les effets anti-inflammatoires et antioxydants, l'inhibition des α-glucosidases ou α-amylases et l'inhibition de la formation de produits finaux de glycation avancée. Il a été expliqué que la α -glucosidase est une enzyme de digestion importante, ayant la capacité d'hydrolyser le polysaccharide en glucose et se trouve dans l'intestin grêle ***(Watcharachaisoponsiri et al., 2016).***

Contrairement à nos résultats, ***Ramadhani et al. (2019) ont*** déclaré que lorsque 200 mg/kgBW/jour d'EPI administré quotidiennement pendant 14 jours, le poids corporel augmente, en raison de l'amélioration de la sécrétion d'insuline, ce qui entraîne une augmentation de l'absorption du glucose dans tous les tissus. ***Salwe et al. (2015) ont*** indiqué qu'une augmentation significative du poids corporel a été observée dans le groupe traité par l'EPP avec une dose de 200/mg/kg pendant 28 jours par rapport au groupe diabétique, cela peut être dû au contrôle de l'hyperglycémie par l'EPP des fruits.

Sur les fonctions rénales :

L'administration de la PGPE a montré une diminution significative des niveaux d'urée, d'azote uréique sanguin, de créatinine et de protéines totales dans le sérum par rapport au groupe de contrôle diabétique. Cependant, les niveaux d'urée, d'azote uréique sanguin et de protéines totales sont restés significativement plus élevés que ceux du groupe de contrôle et du groupe tampon de contrôle, tandis que le niveau de créatinine est presque revenu dans le groupe de contrôle et le groupe tampon de contrôle.

Ces résultats sont en accord avec les conclusions d'*Ankita et al. (2015), Karwasra et al. (2016) et Ahmad et al. (2017)* qui ont constaté que l'EPPG entraîne une diminution de la créatinine sérique, de l'azote uréique sanguin et de l'urée. L'administration de Punica granatum entraîne une diminution significative du niveau de protéines urinaires sur 24 heures par rapport au groupe de contrôle diabétique *Ankita et al. (2015).*

Les sections rénales des animaux traités par PG ont montré une amélioration rénale modérée, dans l'espace glomérulaire et la plupart des tubules. Certains tubules étaient encore dilatés, d'autres encore vacuolés et une hémorragie a été constatée à l'intérieur de certains d'entre eux (figures 20A&B).

Les résultats histopathologiques étaient en accord avec l'étude de *Mestry et al. (2017)* qui ont constaté une réduction significative de la dégénérescence vacuolaire des tubules lors de l'examen histopathologique du rein de rats diabétiques traités avec Punica granatum et avec l'étude de *Manna et al. (2019)* qui ont constaté une réduction significative de la dégénérescence vacuolaire des tubules néphrétiques, entraînant une réduction de la membrane basale épaissie chez les rats diabétiques traités avec STZ avec Punica granatum.

Mestry et al. (2018) ont démontré que l'effet protecteur du PGP sur la créatinine et l'urée pouvait être attribué à son potentiel antioxydant car il a été constaté que le ROS était impliqué dans la dégradation du taux de filtration glomérulaire.

Les AGE sont présents dans presque tous les tissus examinés chez les rats diabétiques induits par le STZ. De plus, les reins sont plus sensibles à la formation d'AGE que les autres tissus. Une augmentation du taux d'AGE a été constatée dans le sérum de rats diabétiques STZ, tandis que le traitement par PGPE a permis de réduire les taux élevés d'AGE. Ainsi, la PGPE a montré qu'elle pouvait protéger le rein en diminuant la formation d'AGE dans la circulation des rats diabétiques STZ et en réduisant la protéinurie *(Mestry et al., 2017)*.

Sur les marqueurs du stress inflammatoire et oxydatif dans les tissus rénaux :

Le traitement par PGPE a entraîné une diminution significative du TNF-α et du MDA rénal, accompagnée d'une augmentation significative des taux de GSH et de SOD par rapport au groupe de contrôle diabétique, tandis que les taux de TNF-α et de MDA rénal sont restés significativement plus élevés que ceux du groupe de contrôle et du groupe tampon de contrôle, mais que les taux de GSH et de SOD rénal sont restés significativement inférieurs à ceux du groupe de contrôle et du groupe tampon de contrôle. L'administration de PGPE a montré un changement insignifiant du niveau de CAT par rapport au groupe diabétique, mais est presque revenue au groupe témoin et au groupe tampon de contrôle.

Conformément à la présente conclusion, *Karwasra et al. (2016) et Mestry et al. (2017) ont* constaté que chez les rats traités à la grenade, on a observé une baisse remarquable du TNF-α et du MDA levesl, accompagnée d'une augmentation significative du GSH et du SOD par rapport au groupe diabétique et d'un changement insignifiant de l'activité du CAT par rapport au groupe diabétique. L'augmentation significative de l'activité de la CAT a été observée à la dose de 400 mg/kg d'*EPPG et* non à la dose de 200 mg/kg, tandis que le MDA a diminué de manière significative *El-Daly (2016)*.

Ghavipour et al. (2017) ont rapporté que les effets anti-inflammatoires de l'extrait de grenade se produisent via l'inhibition des voies de signalisation cellulaire, notamment la suppression de la cyclo-oxygénase-2 et de l'expression inductible de l'oxyde nitrique, l'inhibition de l'activation du facteur nucléaire kappa B (NF-κB) et l'inhibition de la phosphorylation des protéines kinases activées par des mitogènes (MAPK).

Le tableau histopathologique de la présente étude a confirmé l'observation précédente, où le groupe administré par la PGPE a montré une amélioration rénale modérée, dans l'espace glomérulaire et la plupart des tubules. Certains tubules étaient encore dilatés, d'autres encore vacuolés et une hémorragie a été constatée à l'intérieur de certains d'entre eux par rapport au groupe de diabétiques qui présentait une infiltration de cellules mononucléaires, un espace glomérulaire dilaté, des tubules dégénérés dilatés, un cytoplasme vacuolisé de nombreux tubules rénaux et une hémorragie à l'intérieur de beaucoup d'entre eux.

Les composés phénoliques contribuent à l'ensemble des activités antioxydantes de la grenade, principalement en raison de leurs propriétés redox. En général, les mécanismes des composés phénoliques pour l'activité antioxydante sont la neutralisation des radicaux libres lipidiques et la prévention de la décomposition des hydroperoxydes en radicaux libres *(El Sayed et al., 2014)*.

L'effet anti-inflammatoire du polyphénol attribué à l'efficacité des ellagitannines (ET) et de l'acide ellagique (EA) comme composés antioxydants dans la grenade dépend fortement de leur structure chimique, la présence de plusieurs fonctions hydroxyle en position ortho dans les ET est responsable de la forte capacité à donner un atome d'hydrogène et à soutenir l'électron non apparié *(Du et al., et Xiang et al., 2019)*. En outre, l'efficacité antioxydante des ET et des EA est directement corrélée à leur degré d'hydroxylation. Le PGPE a la plus forte activité antioxydante dans l'inhibition du superoxyde et du peroxyde d'hydrogène en raison de sa forte concentration en polyphénols totaux, flavonoïdes et tanins *(Hou et al., 2019)*. Ainsi, les PGPE sont proposés sous la forme de deux agents fonctionnels combinant une activité répressive de l'aldose réductase et des actions antioxydantes *(Bassiri-Jahromi, 2018)*.

Lin et al (2016) et Palma-Duran et al (2017) ont révélé que les polyphénols présents dans les produits naturels peuvent contribuer à réduire considérablement le stress oxydatif chez les animaux atteints de DT2. *El Mageid et al (2016) ont* démontré que les extraits de pelures de grenade et ses composants actifs ont révélé qu'ils ont une activité antioxydante en piégeant les radicaux libres, en diminuant le stress oxydatif des macrophages et en prévenant la peroxydation des lipides chez les animaux ainsi qu'en augmentant la capacité antioxydante du plasma. *Middha et autres (2016) et Mahesar et autres (2019) ont* rapporté que la peau Punica est riche en plusieurs antioxydants comme la pélargonidine-3-glucoside, la rutine et la quercétine. La réduction du niveau de MDA et l'augmentation des enzymes antioxydantes seraient dues à ces antioxydants. Des analyses phytochimiques antérieures ont indiqué une teneur élevée en polyphénols totaux dans l'extrait de PGP, ce qui pourrait être lié aux effets antidiabétiques et antiperoxydatifs des peelings.

En revanche, ***Salwe et al. (2015) ont*** constaté qu'un traitement à 200 mg/kg entraînait une augmentation marquée de l'activité de la TAO chez les rats diabétiques en raison de l'effet antioxydant de l'extrait de peau Punica dû à la présence de substances phytochimiques telles que les alcaloïdes, les flavonoïdes, les saponines et les tanins. La peau du Punica granatum est la plus riche en antioxydants, suivie de la fleur, des feuilles et des graines. De plus, ***Afreen et al. (2015) ont*** soutenu qu'un extrait de pelure de Punica granatum (600 mg/kg) donné pendant 3 semaines n'a pas produit d'amélioration de l'activité de la SOD et du niveau de MDA, cela peut être dû à une méthode différente de préparation de l'extrait.

III- Effets de la sitagliptine sur différents paramètres

Sur le poids corporel, l'HbA1c et le glucose sérique à jeun :

Le traitement à la sitagliptine a entraîné un changement insignifiant du poids corporel et une diminution significative de l'HA1c et du glucose sérique à jeun par rapport au groupe de contrôle diabétique. Cependant, le taux d'HbA1c est presque revenu dans les groupes de contrôle et de tampon de contrôle, alors que le poids corporel était toujours significativement inférieur à celui des groupes de contrôle et de tampon de contrôle et que le SFBG restait significativement supérieur à celui des groupes de contrôle et de tampon de contrôle.

Conformément à ces conclusions, ***Ramírez et al. (2018) et Samaha et al. (2019) ont*** signalé que la sitagliptine entraînait une diminution du taux de glucose et du taux d'HbA1c par ***Ren et al. (2019). En*** outre, la sitagliptine n'a pas eu d'effet sur le poids corporel des rats diabétiques *Marques et al. (2019)*.

Jameshorani et al. et Tsurutani et al. (2017) et Ramírez et al. (2018) ont déclaré que la sitagliptine est un inhibiteur du DPP-IV. Les inhibiteurs de la DPP-IV améliorent le métabolisme du glucose en induisant des hormones d'incrétine qui stimulent la sécrétion d'insuline. De plus, le GLP-1R peut affecter les cellules alpha du pancréas et inhiber la sécrétion de glucagon de manière dépendante du glucose, améliorant ainsi le contrôle de la glycémie avec un risque d'hypoglycémie plus faible. L'inhibition de la DPP-IV empêche l'inactivation des hormones incrétines (GIP et GLP-1) *Andersen et al. (2018)*. *L'inhibition de l'*activité intestinale de la DPP-IV augmente également l'activation des nerfs autonomes induite par le GLP-1

comme des niveaux élevés de GLP-1 portale qui suppriment la production endogène de glucose ; l'inhibition de l'activité de la DPP-IV des îlots pancréatiques, qui augmente le GLP-1 produit par les cellules des îlots qui stimule directement l'insuline *Muskiet et al. (2017)*.

Récemment, *Samaha et* ses collaborateurs *(2019) ont* confirmé la capacité de la sitagliptine à préserver l'intégrité des îlots de Langerhans β en renforçant la différenciation et la prolifération des cellules pancréatiques β, en inhibant leur apoptose et sa capacité à préserver la sécrétion d'insuline.

Contrairement à nos résultats, la sitagliptine n'a pas d'effet sur la SFBG et l'HbA1c selon *Marques et al. (2019)*.

<u>Sur les fonctions rénales :</u>

L'administration de sitagliptine a entraîné une baisse significative des taux d'urée, d'azote uréique sanguin, de créatinine et de protéines urinaires sur 24 heures par rapport au groupe de contrôle diabétique. Cependant, les niveaux d'urée, d'azote urique sanguin, de créatinine et de protéines urinaires de 24 heures sont restés significativement plus élevés que ceux du groupe de contrôle et du groupe tampon de contrôle.

Des changements similaires ont été enregistrés par *Marques et al. (2014) et Ali et al. (2016)* où l'administration de sitagliptine a provoqué une baisse significative du niveau d'urée par rapport au groupe de diabétiques. De même, *Wang et al (2018) et Xu & Ren (2019) ont* constaté que l'administration de sitagliptine entraînait une diminution significative de l'azote urique sanguin et de la créatinine par rapport au groupe des diabétiques. *Wang et ses collaborateurs (2018) ont* signalé une diminution significative du niveau de protéines urinaires sur 24 heures chez les rats traités à la sitagliptine par rapport au groupe de contrôle diabétique.

La première conclusion est étayée par le tableau histopathologique, où les coupes de reins de rats traités à la sitagliptine ont montré une amélioration des espaces glomérulaires et de la plupart des tubules par rapport au groupe diabétique, mais certains tubules étaient encore dilatés et d'autres dégénérés (Fig. 21A &B).

Les résultats histopathologiques étaient en accord avec l'étude de *Marques et al. (2014)* qui a trouvé que la sitagliptine supprime la peroxydation des lipides dans le rein et améliore les lésions rénales glomérulaires, tubulointerstitielles et vasculaires, ce qui a été montré chez les rats diabétiques, et avec *Wang et al. (2019)* qui a trouvé que les changements morphologiques et l'infiltration des cellules inflammatoires étaient réduits chez les rats diabétiques traités avec la sitagliptine.

Ali et al. (2016) émettent l'hypothèse que la réduction significative observée des lipides circulants a entraîné une atténuation des lésions rénales chez les rats diabétiques traités à la sitagliptine. En effet, l'augmentation des niveaux d'insuline par la sitagliptine peut inhiber l'activité de la lipase sensible aux hormones du tissu adipeux et, par conséquent, la libération d'acides gras du tissu adipeux. En outre, l'insuline et l'augmentation du peptide insulinotrope dépendant du glucose (GIP) induite par l'inhibition de la DPP-IV peuvent favoriser la réestérification des acides gras du tissu adipeux et donc augmenter le dépôt de TG dans le tissu adipeux. Le lien entre l'hyperlipidémie et les lésions rénales et la progression de la fibrogenèse rénale a été bien documenté ; les lipides peuvent moduler la progression des maladies rénales chroniques et peuvent même être des facteurs primaires dans la pathogénie des lésions du tissu rénal. En outre, les effets synergiques de l'hyperlipidémie et de l'hyperglycémie sur le développement des lésions rénales ont été récemment observés dans plusieurs modèles animaux.

Kim (2017) a rapporté que les inhibiteurs du DPP-IV exercent des effets renoprotecteurs via des mécanismes antioxydants et anti-inflammatoires. De plus, il pourrait être associé à l'atténuation des lésions podocytaires ***Qiu et al. (2018).***

La sitagliptine a montré un potentiel thérapeutique puissant pour prévenir la progression de la DN en bloquant la fibrose rénale médiée par le facteur de croissance transformant (β1/Smad3) et en régulant l'inhibiteur Smad7, qui constituent la base du traitement des patients atteints de DN ***Wang et al. (2018).***

La présence de l'hormone incrétine GLP-1 et de son récepteur (GLP-1R) dans les reins joue un rôle dans la modulation de la fonction rénale *(Jensen et al., 2015)*. Elle doit également être impliquée dans l'altération du tonus vasculaire, des propriétés natriurétiques et diurétiques du rein *(Salles et al., 2015)*. *La* stimulation du GLP-1R dans les vaisseaux sanguins entraîne une relaxation des muscles lisses et une augmentation du flux sanguin rénal *(Mulvihill et Drucker, 2014)*.

La localisation du GLP-1R dans les cellules endothéliales et dans les tubules rénaux proximaux joue un rôle dans la régulation de la composition de l'urine *(Mega et al., 2017)*. *L'*activation du GLP-1R a été associée à l'inactivation du NHE3 dans le tubule proximal *(Thomson et Vallon, 2018), ce qui* entraîne une perte d'eau natriurétique *(Tsimihodimos et Elisaf, 2018) et une* baisse de la pression artérielle *(Von Websky et al., 2014),* car l'action du NHE3 explique la majorité du recaptage du sodium qui suit la filtration glomérulaire *(Packer, 2018)*.

Dans le DT2, le DPP-IV est régulé à la hausse dans les glomérules des patients atteints de DN, étant impliqué dans la réduction de la demi-vie du GLP-1 dans le rein et altérant ses propriétés natriurétiques et diurétiques *(Hasan et Hocher, 2017)*. *La* sitagliptine réduit l'albuminurie *Hattori (2011)* en contrôlant le taux de sucre dans le sang *(Liu et al., 2018)*. *Il* a été démontré que les agents à base d'incrétine réduisent l'albuminurie en inhibant la réabsorption tubulaire rénale du sodium et les augmentations ultérieures de la pression glomérulaire *(Kim et Park, 2017)*. Les études expérimentales utilisant différents modèles de diabète suggèrent que les incrétines protègent l'endothélium vasculaire des lésions en se liant aux récepteurs du glucagon-like peptide 1, améliorant ainsi le stress oxydatif et la réponse inflammatoire locale, ce qui réduit l'albuminurie *(Chen et al., 2018)*. *En* outre, l'inhibition du système rénine-angiotensine (SRA) par la sitagliptine s'est révélée efficace pour réduire l'albuminurie et limiter la progression de la néphropathie diabétique *(Scheen et Delanaye, 2017)*.

En revanche, *Kröller-Schön et al. (2012) ont* rapporté que la sitagliptine n'a aucun effet sur le taux de créatinine. En outre, *Olurishe et al. (2017) ont indiqué que la sitagliptine n'*a aucun effet sur le taux d'urée. Et *Marques et al. (2019) ont rapporté que la sitagliptine n'a aucun effet sur le taux d'*azote uréique sanguin. Cela peut être probablement lié aux concentrations urinaires extrêmement élevées qui résultent de l'élimination rénale rapide du médicament, comme on l'a vu chez les rongeurs.

Sur les marqueurs du stress inflammatoire et oxydatif dans les tissus rénaux :

L'administration de sitagliptine a montré une activité antioxydante sous la forme d'une diminution significative du TNF-α & MDA et d'une augmentation significative des niveaux de GSH & SOD par rapport au groupe de contrôle diabétique, tandis que les niveaux de TNF-α & MDA rénaux sont restés significativement plus élevés que ceux du groupe de contrôle et du groupe tampon de contrôle, les niveaux de GSH & SOD rénaux étant toutefois restés significativement plus faibles que ceux du groupe de contrôle et du groupe tampon de contrôle. En ce qui concerne le taux de CAT, un changement insignifiant a été observé par rapport au groupe diabétique, mais il est revenu dans le groupe témoin et le groupe tampon de contrôle.

Conformément à ces conclusions, *Marques et al. (2014) et Maheshwari et al. (2017) ont* rapporté que la sitagliptine a entraîné une diminution significative du niveau de TNF-α par rapport au groupe de diabétiques. De même, *Ali et al. (2016) ont* constaté que l'administration de sitagliptine entraînait une diminution significative du MDA. Des changements similaires ont été enregistrés par *Marques et al. (2019)* où l'administration de sitagliptine a provoqué une augmentation significative des niveaux de GSH et de SOD par rapport au groupe de diabétiques.

Le traitement à la sitagliptine a diminué l'expression de gènes de cytokines pro-inflammatoires tels que le TNF-α dans le rein du rat diabétique *Lee et Jun (2016)*.

Le stress oxydatif et l'inflammation jouent un rôle important dans l'évolution de la néphropathie diabétique. Les inhibiteurs de la dipeptidyl peptidase-IV atténuent le stress oxydatif, diminuent le nombre de cellules inflammatoires qui s'infiltrent dans le rein diabétique et réduisent les niveaux de marqueurs sériques de l'inflammation *(Higashijima et al., 2015 et Birnbaum et al., 2016). Les* inhibiteurs DPP-IV protègent le rein contre les lésions d'ischémie-reperfusion *Glorie et al. (2012)*. Cette protection a été associée à des modifications antiapoptotiques, immunologiques et antioxydantes *(Emam et al., 2015)*.

Abdelrahman (2017) et Tomovic et al. (2019) ont affirmé les effets protecteurs de la sitagliptine en termes d'atténuation de l'inflammation et du stress oxydatif. La sitagliptine a supprimé l'activation de NF-κB et la prolifération. La suppression de l'activation du NF-κB peut entraîner une réduction remarquable de la production de cytokines pro-inflammatoires telles que le TNF-α et la protection des tissus contre les lésions.

L'inhibition du DPP-IV régule la production d'adénosine monophosphate cyclique rénal (cAMP) en augmentant le facteur 1a dérivé des cellules stromales circulatoires. Un autre mécanisme suggéré est que l'inhibition du DPP-IV élève le glucagon-like peptide-1 actif, qui est connu pour réguler l'AMPc. L'augmentation de l'AMPc a des effets antioxydants et réduit les ROS, qui sont considérés comme une cause majeure de néphropathie diabétique *Kim et al. (2016)*.

Récemment, *Tomovic et al. (2019) ont* rapporté que la sitagliptine abaissait l'activité élevée de la myéloperoxydase (MPO), enzyme qui déclenche un dommage oxydatif catalysant la formation d'acide hypochloreux, empêchant la génération de ROS. De plus, l'acide hypochloreux provoque l'oxydation d'autres molécules telles que les protéines, les acides aminés, les glucides, les acides nucléiques et les lipides, ce qui étend les dommages aux tissus rénaux. L'inhibition de l'activité de la MPO par le traitement à la sitagliptine entraîne donc une réduction de la peroxydation des lipides et donc une moindre accumulation de MDA. La sitagliptine a induit l'expression d'enzymes antioxydantes sous forme de SOD et a supprimé la peroxydation des lipides par l'augmentation des niveaux de GLP-1 et l'activation subséquente des récepteurs GLP-1 dans le rein.

La capacité antioxydante de la sitagliptine est attribuée à l'augmentation de l'activité du facteur nucléaire érythroïde 2 lié au facteur 2 qui, par conséquent, induit de nombreuses enzymes antioxydantes et protège finalement les cellules contre le stress oxydatif *Abo-Haded et al. (2017). La* sitagliptine exerce un effet protecteur direct, via la modulation de la réponse antioxydante dans le rein diabétique. En inhibant l'activité de la DPP-IV, la sitagliptine augmente les niveaux de GSH rénale et l'activité enzymatique de la CAT et de la SOD, ce qui suggère un rôle antioxydant pour la sitagliptine *Marques et al. (2019). Ont* mentionné que la sitagliptine pourrait réduire la production de superoxyde en piégeant directement les ROS *Civantos et al. (2017)*.

Contrairement aux résultats actuels, ***Maheshwari et al. (2017) ont*** signalé que la sitagliptine provoquait une augmentation de l'activité de la TAO. Ceci est dû à l'activité antioxydante de la sitagliptine, puisqu'elle a pu réduire la génération de ROS chez les rats atteints de diabète induit par les STZ. La sitagliptine pourrait exercer un effet protecteur direct, éventuellement par la modulation de la réponse antioxydante dans le rein diabétique. En inhibant l'activité du DPP-IV, la sitagliptine augmente l'activité enzymatique rénale du CAT ***(Marques et al., 2019)***.

IV- Effets de Punica granatum &sitagliptine sur différents paramètres

Aucune étude antérieure n'a examiné l'effet de la combinaison de Punica granatum et de sitagliptine. Par conséquent, les résultats obtenus reflètent l'action cumulative de Punica granatum et de la sitagliptine avec leur mécanisme d'action sous-jacent qui a été discuté précédemment.

Sur le poids corporel, l'HbA1c et le glucose sérique à jeun :

La co-administration de Punica granatum et de sitagliptine a entraîné une augmentation significative du poids corporel par rapport au groupe de contrôle diabétique. Le poids corporel est presque revenu dans le groupe de contrôle et dans le groupe tampon de contrôle.

L'administration concomitante de Punica granatum et de sitagliptine a montré une diminution significative de l'HbA1c et de la SFBG par rapport au groupe de contrôle diabétique. L'HbA1c et le SFBG sont presque revenus dans le groupe de contrôle et dans le groupe tampon de contrôle.

Sur les fonctions rénales :

La combinaison de Punica granatum et de sitagliptine a entraîné une diminution significative des taux sériques d'urée, d'azote uréique sanguin et de créatinine par rapport au groupe de contrôle diabétique. L'azote uréique sanguin et la créatinine sériques sont presque revenus dans les groupes de contrôle et de tampon de contrôle, tandis que l'urée sérique est restée significativement plus élevée que les groupes de contrôle et de tampon de contrôle.

L'administration concomitante de Punica granatum et de sitagliptine a entraîné une diminution significative des protéines totales par rapport au groupe de contrôle diabétique, alors que les protéines totales sont restées significativement plus élevées que celles du groupe de contrôle et du groupe tampon de contrôle.

La co-administration de Punica granatum et de sitagliptine a induit la meilleure amélioration des résultats histopathologiques des tissus rénaux. L'image histopathologique du rein tend à être normale. Cependant, certains tubules rénaux présentent encore un cytoplasme vacuolaire (Fig. 22 A & B).

Sur les marqueurs du stress inflammatoire et oxydatif dans les tissus rénaux :

L'administration concomitante de Punica granatum et de sitagliptine a entraîné une diminution significative de TNFα par rapport au groupe de contrôle diabétique, tandis que TNFα est resté significativement plus élevé que le groupe de contrôle et le groupe tampon de contrôle.

La combinaison de Punica granatum et de sitagliptine a entraîné une diminution significative de la MDA et une augmentation significative de la GSH, de la CAT et de la SOD par rapport au groupe diabétique témoin. La

CAT rénale est revenue dans le groupe témoin et le groupe tampon témoin et la GSH rénale est revenue dans le groupe tampon témoin, tandis que la MDA et la SOD rénales sont restées significativement supérieures et inférieures à celles du groupe témoin et du groupe tampon témoin respectivement. La GSH est restée significativement inférieure à celle du groupe témoin.

RÉSUMÉ

Cette étude visait à étudier l'effet néphroprotecteur de la fraction riche en flavonoïdes des peelings Punica granatum et/ou de la sitagliptine dans la streptozotocine - nicotinamide induisant une néphropathie diabétique précoce.

L'étude actuelle a été réalisée sur 60 rats albinos mâles adultes. Leur poids corporel était compris entre 200 et 250 grammes. Ils ont été divisés en 6 groupes égaux chacun et soumis aux régimes suivants pendant 6 semaines :

- **Groupe I (groupe de contrôle normal) :** A reçu de la bouffe pour rats ordinaire.

- **Groupe II (groupe tampon citrate de contrôle) : A** reçu de la nourriture ordinaire pour rats et a reçu une injection i.p. de tampon au citrate de sodium pH4,5 (véhicule de la STZ).

- **Groupe III (groupe des diabétiques) : Les** rats ont reçu de la nourriture ordinaire pour rats et ont reçu une injection de streptozotocine i.p. (dose : 45 mg/kg de poids corporel) dissoute dans un tampon au citrate de pH 4,5, 15 minutes après l'administration i.p. de nicotinamide dissous dans une solution saline normale (110 mg/kg de poids corporel) pour induire un diabète de type 2 et utilisé comme groupe de contrôle diabétique.

- **Groupe IV (Diabétique plus Punica granatum groupe des extraits de pelures) :** La réception de la bouffe de rat ordinaire et de l'extrait de peau de Punica granatum a commencé une semaine après l'apparition du diabète de type 2 à une dose de 200 mg/kg/jour.

- **Groupe V (Diabétique plus groupe sitagliptine) : L'administration de** nourriture ordinaire pour rats et de sitagliptine a commencé une semaine après l'apparition du diabète de type 2, à la dose de 10 mg/kg/jour.

- **Groupe VI (Diabétique traité à la sitagliptine et à l'extrait de pelures de Punica granatum) : La** réception de la nourriture ordinaire pour rats et de l'extrait de peau de sitagliptine et de Punica granatum a commencé une semaine après l'induction du diabète de type 2 dans la même régémine que celle décrite ci-dessus pour les groupes IV et V.

À la fin de la période expérimentale, les rats ont été placés dans une cage métabolique pendant 24 heures pour recueillir des échantillons d'urine afin de détecter le niveau de protéines totales et leur poids corporel a été mesuré à l'aide d'une balance ordinaire.

Les rats ont été à jeun pendant 12 heures, puis des échantillons de sang ont été prélevés dans les sinus rétro-orbitaux à l'aide de tubes capillaires héparinés sous anesthésie à l'éther léger. Le sang a été prélevé dans un tube EDITA pour évaluer le niveau d'hémoglobine glyquée (HbA1c) dans le sang entier, et dans un tube Eppendorf pour mesurer le FSBG, l'urée, l'azote uréique sanguin et la créatinine dans le sérum.

Après les prélèvements, les rats ont été sacrifiés par dislocation cervicale. Les reins ont été excisés ; le rein gauche de chaque rat a été utilisé pour l'examen histopathologique et le rein droit a été utilisé pour la mesure de la MDA, TNFα, GSH, CAT et SOD.

Les résultats sont résumés comme suit :

I- **Administration de streptozotocine-nicotinamide causée :** (par rapport au groupe de contrôle et au groupe tampon de contrôle)

- Diminution significative du poids corporel par rapport à G I ou G II.

- Augmentation significative de l'HbA1c et de la SFBG par rapport à G I ou G II.

- Augmentation significative de l'urée, de l'azote uréique sanguin et de la créatinine sériques par rapport à la G I ou à la G II.

- Augmentation significative de la TNFα rénale, de la MDA et des protéines totales dans l'urine de 24 heures par rapport à la G I ou la G II.

- Diminution significative de la GSH et de la DBO rénale par rapport à la G I ou à la G II.

- Changement négligeable dans la TAO par rapport à G I ou G II.

II- **Administration de Punica granatum peel GIV causé :** (par rapport au groupe diabétique, au groupe témoin et au groupe tampon témoin)

- Changement insignifiant du poids corporel par rapport au G III. Le poids corporel dans le G IV était toujours significativement inférieur à celui des G I et G II.

- Diminution significative de l'HbA1c par rapport au G III. Cependant, l'HbA1c dans le G IV a montré un changement insignifiant par rapport au G II. L'HbA1c dans le G IV était toujours significativement plus élevée que celle du G I.

- Diminution significative du SFBG par rapport au G III. Le SFBG dans le G IV était encore nettement supérieur à celui des G I et G II.

- Diminution significative de l'urée sérique par rapport au G III. L'urée sérique dans le G IV était toujours significativement plus élevée que celle des G I et G II.

- Diminution significative de l'azote uréique sanguin sérique par rapport au G III. L'azote uréique du sérum dans le G IV était toujours significativement plus élevé que celui des G I et G II.

- Diminution significative de la créatinine sérique par rapport au G III. Alors que la créatinine sérique dans le G IV a montré un changement insignifiant par rapport aux G I et G II.

- Diminution significative de la fonction rénale TNFα par rapport au G III. TNFα dans le G IV était toujours significativement plus élevé que celui du G I et du G II.

- Diminution significative de la MDA rénale par rapport à la G III. La MDA dans la G IV était toujours significativement plus élevée que celle des G I et G II.

- Augmentation significative de la GSH rénale par rapport à la G III. Le GSH dans la G IV était encore nettement inférieur à celui des G I et GII.

- Changement négligeable de la TCA rénale par rapport aux G I, GII et GIII.

- Augmentation significative de la DBO rénale par rapport à la G III. La DBO dans la G IV était encore nettement inférieure à celle des G I et GII.

- Diminution significative des protéines totales dans l'urine de 24 heures par rapport à la G III. Les protéines totales dans les urines de 24 heures de la G IV étaient toujours significativement plus élevées que celles des G I et G II.

III- **Administration de la sitagliptine G V causée :** (par rapport au groupe diabétique, au groupe témoin et au groupe tampon témoin)

- Changement insignifiant du poids corporel par rapport au G III. Le poids corporel dans le G V était toujours significativement inférieur à celui des G I et G II.

- Diminution significative de l'HbA1c par rapport au G III. Cependant, l'HbA1c dans le G V a montré un changement insignifiant par rapport au GI et au G II.

- Diminution significative du SFBG par rapport au G III. L'ASGF dans le G V reste nettement supérieur à celui du GI et du GII

- Diminution significative de l'urée sérique par rapport au G III. L'urée sérique dans le G V était toujours significativement plus élevée que celle des G I et G II.

- Diminution significative de l'azote uréique sanguin sérique par rapport au G III. L'azote uréique du sérum dans le G V était toujours significativement plus élevé que celui des G I et G II.

- Diminution significative de la créatinine sérique par rapport au G III. La créatinine sérique dans le G V était toujours significativement plus élevée que celle des G I et G II.

- Diminution significative de la fonction rénale TNFα par rapport au G III. TNFα dans le G V était toujours significativement plus élevé que celui du G I et du GII.

- Diminution significative de la MDA rénale par rapport à la G III. La MDA dans le G V était encore significativement plus élevée que celle des G I et GII.

- Augmentation significative de la GSH rénale par rapport à la G III. La GSH dans le G V était encore nettement inférieure à celle des G I et GII.

- Changement négligeable de la TCA rénale par rapport aux G I, GII et GIII.

- Augmentation significative de la DBO rénale par rapport à la G III. La DBO dans le G V était encore nettement inférieure à celle des G I et GII.

- Diminution significative des protéines totales dans l'urine de 24 heures par rapport à la G III. Les protéines totales dans les urines de 24 heures du G V étaient toujours significativement plus élevées que celles des G I et GII.

IV- La co-administration de Punica granatum et de sitagliptine G VI a provoqué : (par rapport au groupe diabétique, au groupe témoin et au groupe tampon témoin)

- Augmentation significative du poids corporel par rapport au G III. Alors que le poids corporel dans le G VI a montré un changement insignifiant par rapport aux G I et G II.

- Diminution significative de l'HbA1c par rapport au G III. Alors que l'HbA1c dans le G VI a montré un changement insignifiant par rapport au G I et au G II.

- Diminution significative du SFBG par rapport au G III. Alors que le SFBG c dans le G VI a montré un changement insignifiant par rapport au G I et au G II.

- Diminution significative de l'urée sérique par rapport au G III. L'urée sérique dans le G VI était toujours significativement plus élevée que celle du G I et du G II.

- Baisse significative de l'azote uréique sanguin sérique par rapport au G III. Alors que l'azote uréique du sérum dans le G VI a montré un changement insignifiant par rapport aux G I et G II.

- Diminution significative de la créatinine sérique par rapport au G III. Alors que la créatinine sérique dans le G VI a montré un changement insignifiant par rapport aux G I et G II.

- Diminution significative de la fonction rénale TNFα par rapport au G III. TNFα dans le G VI était toujours significativement plus élevé que celui du G I et du GII.

- Diminution significative de la MDA rénale par rapport à la G III. La MDA dans le G VI était toujours significativement plus élevée que celle des G I et GII.

- Augmentation significative de la GSH rénale par rapport à la G III. Le GSH dans le G VI était toujours significativement inférieur à celui du GI, tandis que le GSH dans le G VI montrait un changement insignifiant par rapport au G II.

- Augmentation significative de la CAT rénale par rapport à la G III. Alors que la TCA dans le G VI a montré un changement insignifiant par rapport au G I et au G II.

- Augmentation significative de la DBO rénale par rapport à la G III. La DBO dans le G VI était encore nettement inférieure à celle du G II et du G III.

- Diminution significative des protéines totales dans l'urine de 24 heures par rapport au G III. Les protéines totales dans les urines de 24 heures du G VI étaient toujours significativement plus élevées que celles du G I et du GII.

CONCLUSIONS ET RECOMMANDATIONS

La présente étude permet de conclure que :

- Les rats auxquels on a injecté de la streptozotocine-nicotinamide sont un bon modèle pour étudier le DT2.

- L'administration de streptozotocine-nicotinamide a induit un stress oxydatif, une inflammation et une hyperglycémie.

- Le stress oxydatif et l'inflammation jouent un rôle important dans le diabète et ses complications. Ils entraînent des troubles des fonctions rénales (urée sérique, azote uréique sanguin, créatinine et protéines totales dans l'urine) et des lésions histopathologiques dans les coupes rénales.

- Les problèmes induits par la streptozotocine-nicotinamide ont été sensiblement améliorés par la sitagliptine et/ou l'extrait de pelures de Punica granatum.

- Cette amélioration est due aux actions antidiabétiques, anti-inflammatoires et antioxydantes de la sitagliptine et de l'extrait de pelures Punica granatum.

- Le résultat de la présente étude a montré que l'association de Punica granatum et de sitagliptine, par rapport à la monothérapie, a de meilleurs effets de renoprotection chez les rats diabétiques.

- Cependant, l'administration concomitante de Punica granatum et de sitagliptine a non seulement atténué l'homéostasie du glucose, mais a également montré une amélioration significative du poids corporel, des fonctions rénales (urée sérique, azote uréique sanguin, créatinine et protéines totales dans l'urine) et des marqueurs de stress inflammatoire et oxydatif dans les tissus rénaux (TNFα, MDA, GSH, CAT et SOD).

➢ Les résultats d'une étude histopathologique ont confirmé que l'administration concomitante a permis d'éviter des lésions rénales, ce qui a apporté un soutien structurel aux effets de blindage rénal.

Il est donc recommandé de le faire :

➢ L'extrait de peeling Punica granatum et ses principes actifs méritent d'être étudiés plus avant car ils sont sûrs, faciles à recueillir et efficaces pour les traitements du DT2 et de ses complications (DN).

➢ Des essais cliniques supplémentaires sont nécessaires pour soutenir l'utilisation de la sitagliptine et de l'extrait de peau de Punica granatum comme agents préventifs ou thérapeutiques chez les patients atteints de DM.

➢ Il est recommandé de réaliser une étude comparative entre la sitagliptine et l'extrait de peeling Punica granatum et d'autres médicaments antidiabétiques (par exemple, la metformine) dans le cadre d'une étude future portant à la fois sur les avantages et les effets secondaires.

RÉFÉRENCES

Abdelrahman, R.S. (2017) : La sitagliptine exerce un effet anti-apoptotique dans la néphrotoxicité induite par le cisplatine chez le rat. Archives de pharmacologie de Naunyn-Schmiedeberg, 390(7), pp.721-731.

Abid, M., Yaich, H., Cheikhrouhou, S., Khemakhem, I., Bouaziz, M., Attia, H. et Ayadi, M.A. (2017) : Propriétés antioxydantes et caractérisation du profil phénolique par LC-MS/MS d'une sélection de pelures de grenade tunisienne. Journal of food science and technology, 54(9), pp.2890-2901.

Abo-Haded, H.M., Elkablawy, M.A., Al-Johani, Z., Al-ahmadi, O. et El-Agamy, D.S. (2017) : effet hépatoprotecteur de la sitagliptine contre la toxicité hépatique induite par le méthotrexate. PloS one, 12(3), p.e0174295.

Adams, S., Che, D., Qin, G., Farouk, M.H., Hailong, J. et Rui, H. (2019) : Nouvelle biosynthèse, métabolisme et fonctions physiologiques de la l-homoarginine. Current protein and peptide science, 20(2), pp.184-193.

Adi, S. et Gerard-Gonzalez, A. (2018) : Diabète sucré de type 1 : Une vue d'ensemble. Dans les interventions nutritionnelles et thérapeutiques pour le diabète et le syndrome métabolique (pp. 3-13). Presse universitaire.

Aebi, H. (1984) : Catalase in vitro. Dans des méthodes d'enzymologie (Vol. 105, pp. 121-126). Presse universitaire.

Afreen, S.A., Khan, M.M. et Ali, S.A. (2015) : Effet antidiabétique de l'extrait de peau Punica Granatum, de l'extrait de fleur de spilanthes paniculata et du sélénium dans le diabète induit par la streptozotocine. Revue internationale de la recherche pharmaceutique et des sciences connexes, 4(2).

Afzal, M., Saleem, S., Singh, N., Kazmi, I., Khan, R., Nadeem, M.S., Zamzami, M.A., Al-Abbasi, F.A. et Anwar, F. (2018) : Evaluation de la diphenhydramine dans le diabète sucré de type 2 induit par le talc chez les rats Wistar. Biomedicine & Pharmacotherapy, 97, pp.652-655.

Aggarwal, R., Kaur, K., Suri, M. et Bagai, U. (2016) : Potentiel anthelminthique de Calotropis procera, Azadirachta indica et Punica granatum contre Gastrothylax indicus. Journal of parasitic diseases, 40(4), pp.1230-1238.

Ahmad, M., Wazir, R., Anwar, R., Kamran, S.H., Mobasher, A. et Akhtar, U. (2017) : Activité prophylactique et protectrice de l'extrait brut et méthanolique de Punica granatum Peel contre la néphrotoxicité induite par la gentamicine. Journal of Pharmaceutical Research International, pp.1-7.

Ahmed, A.T., Belal, S.K. et Salem, A.G.E. (2014) : Effet protecteur de l'extrait de pelure de grenade contre les modifications histopathologiques rénales induites par le diabète chez les rats albinos. IOSR-JDMS, 13(10), pp.94-105.

Ahrén, B. (2007) : Inhibiteurs de la dipeptidyl peptidase-4 : données cliniques et implications cliniques. Diabetes care, 30(6), pp.1344-1350.

Akhtar, S., Ismail, T. et Layla, A. (2019) : Les molécules bioactives de la grenade et leurs bienfaits pour la santé. Bioactive Molecules in Food, pp.1253-1279.

Akimoladun, A.C., Farombi, E.O. et Oguntibeju, O.O. (2014) : Les plantes antidiabétiques et leurs avantages potentiels dans la gestion du diabète sucré. Intech Open.

Alam, M.M., Iqbal, S. et Naseem, I. (2015) : Effet d'amélioration de la riboflavine sur l'hyperglycémie, le stress oxydatif et les lésions de l'ADN chez les souris diabétiques de type 2 : Stratégies mécanistes et thérapeutiques. Archives de biochimie et de biophysique, 584, pp.10-19.

Al-Attar, A.M. et Alsalmi, F.A. (2019) : Effet d'un extrait de feuilles d'Olea europaea sur le diabète induit par la streptozotocine chez des rats albinos mâles. Revue saoudienne des sciences biologiques,26(1),p118-128

Alexiadou, K., Anyiam, O. et Tan, T. (2019) : Cracking the combination : Hormones intestinales pour le traitement de l'obésité et du diabète. Journal of neuroendocrinology, 31(5), p.e12664.

Alexopoulou, O., Bex, M., Kamenicky, P., Mvoula, A.B., Chanson, P. et Maiter, D. (2014) : Prévalence et facteurs de risque de l'intolérance au glucose et du diabète sucré lors du diagnostic de l'acromégalie : une étude portant sur 148 patients. Pituitaire, 17(1), pp.81-89.

Al-Gubory, K.H., Blachier, F., Faure, P. et Garrel, C. (2016) : L'extrait de pelure de grenade diminue la peroxydation des lipides de l'intestin grêle en renforçant l'activité des principales enzymes antioxydantes. Journal of the science of food and agriculture, 96(10), pp.3462-3468.

Ali, B., Marwa, F. et Atia, N.N. (2018) : Méthodes spectrofluorimétriques sensibles pour la détermination du phosphate de sitagliptine, inhibiteur de la dipeptidyl peptidase-4, dans les comprimés pharmaceutiques et l'urine humaine dopée. Analyse pharmaceutique actuelle, 14(5), pp.483-490.

Ali, S.M., Khalifa, H. et Mostafa, D.K. (2016) : La suppression du facteur de croissance du tissu conjonctif permet d'obtenir l'effet rénoprotecteur de la sitagliptine plutôt que de la pioglitazone dans le diabète sucré de type 2. Sciences de la vie, 153, pp.180-187.

Almalki, D.A., Alghamdi, S.A. et Al-Attar, A.M. (2019) : Étude comparative sur l'influence de certaines plantes médicinales sur le diabète induit par la streptozotocine chez les rats mâles. BioMed research international, 2019.

Al-Megrin, W.A. (2016) : Efficacité de l'extrait de pelure de grenade (punica granatum) contre l'hyménolepis nana chez les souris infectées. Biosciences biotechnology research Asia, 13(1), pp.103-108.

Alotaibi, M.R., Fatani, A.J., Almnaizel, A.T., Ahmed, M.M., Abuohashish, H.M. et Al-Rejaie, S.S. (2019) : Évaluation in vivo des effets combinés de la glibenclamide et du losartan chez les rats diabétiques. Principes et pratique médicaux, 28(2), pp.178-185.

American Diabetes Association (2018) : 2. classification et diagnostic du diabète : normes de soins médicaux dans le diabète-2018. Diabetes care, 41(Supplement 1), pp.S13-S27.

Société américaine de la santé (2019) : Les pharmaciens du système. Bibliothèque nationale de médecine desÉtats-Unis. Sitagliptine 2019.

Amri, Z., Zaouay, F., Lazreg-Aref, H., Soltana, H., Mneri, A., Mars, M. et Hammami, M. (2018) : Contenu phytochimique, composition en acides gras et potentiel antioxydant des différentes parties de la grenade : comparaison entre les variétés comestibles et non comestibles cultivées en Tunisie. Revue internationale des macromolécules biologiques, 104, pp.274-280.

Andersen, A., Lund, A., Knop, F.K. et Vilsbøll, T. (2018) : Glucagon-like peptide 1 in health and disease. Nature Reviews Endocrinology, 14(7), p.390.

Anık, A., Çatlı, G., Abacı, A. et Böber, E. (2015) : Maturity-onset diabetes of the young (MODY) : an update. Journal of Pediatric Endocrinology and Metabolism, 28(3-4), pp.251-263.

Animaw, Z., Worku, A. et Muche, A. (2018) : Origines, destinations et variations des artères rénales : Étude cadavérique dans la population éthiopienne. International Journal of Anatomical Variations, 11(1).

Ankita, P., Deepti, B. et Nilam, M. (2015) : La fraction riche en flavonoïdes de Punica granatum améliore la néphropathie diabétique précoce en améliorant la protéinurie et l'homéostasie perturbée du glucose chez les animaux de laboratoire. Biologie pharmaceutique, 53(1), pp.61-71.

Arruda-Junior, D.F., Martins, F.L., Dariolli, R., Jensen, L., Antonio, E.L., dos Santos, L., Tucci, P.J. et Girardi, A.C. (2016) : L'inhibition de la dipeptidyl peptidase IV exerce des effets renoprotecteurs chez les rats présentant une insuffisance cardiaque établie. Frontiers in physiology, 7, p.293.

Ashraf, H., Heidari, R. et Nejati, V. (2014) : Effets antihyperglycémiques et antihyperlipidémiques d'un extrait aqueux de fruit de Berberis integerrima Bge. chez des rats diabétiques induits par la streptozotocine. Revue iranienne de recherche pharmaceutique : IJPR, 13(4), p.1313.

Asmat, U., Abad, K. et Ismail, K. (2016) : Diabète sucré et stress oxydatif - une revue concise. Saudi Pharmaceutical Journal, 24(5), pp.547-553.

Asokan, S.M., Wang, R.Y., Hung, T.H. and Lin, W.T. (2019) : Hepato-protective effects of Glossogyne tenuifolia in Streptozotocin-nicotinamide-induced diabetic rats on high fat diet. BMC complementary and alternative medicine, 19(1), p.117.

Atrahimovich, D., Samson, A.O., Khattib, A., Vaya, J. et Khatib, S. (2018) : La punicalagine diminue les niveaux de glucose sérique et augmente l'activité de la PON1 et les valeurs anti-inflammatoires des HDL chez les souris Balb/c nourries avec un régime alimentaire riche en graisses. Médecine oxydative et longévité cellulaire, 2018.

Ayala, A., Muñoz, M.F. et Argüelles, S. (2014) : Peroxydation des lipides : production, métabolisme et mécanismes de signalisation du malondialdéhyde et du 4-hydroxy-2-nonénal. Médecine oxydative et longévité cellulaire, 2014.

Bahmanzadeh, M., Goodarzi, M.T., Rezaei Farimani, A., Fathi, N. et Alizadeh, Z. (2019) : La supplémentation en resvératrol améliore l'intégrité de l'ADN et les paramètres du sperme chez les rats diabétiques de type 2 induits par la streptozotocine et le nicotinamide. Andrologia, p.e13313.

Bains, P., Kaur, M., Kaur, J. et Sharma, S. (2018) : Nicotinamide : Mécanisme d'action et indications en dermatologie. Indian Journal of Dermatology, Venereology, and Leprology, 84(2), p.234.

Bakker, A.J. et Mücke, M. (2007) : Gammopathy interference in clinical chemistry assays : mechanisms, detection and prevention. Clinical Chemical Laboratory Medicine, 45(9), pp.1240-1243.

Balakrishnan, B.B., Krishnasamy, K., Mayakrishnan, V. et Selvaraj, A. (2019) : Les extraits de Moringa concanensis Nimmo améliorent le stress oxydatif lié à l'hyperglycémie et régulent l'expression des gènes PPARγ et GLUT4 dans le foie et le pancréas de rats diabétiques induits par la streptozotocine-nicotinamide. Biomedicine & Pharmacotherapy, 112, p.108688.

Balamurugan, R., Duraipandiyan, V. et Ignacimuthu, S. (2011) : Activité antidiabétique du γ-sitostérol isolé de Lippia nodiflora L. chez des rats diabétiques induits par la streptozotocine. Journal européen de pharmacologie, 667(1-3), pp.410-418.

Bamanikar, S.A., Bamanikar, A.A. et Arora, A. (2016) : Étude de l'urée et de la créatinine sériques chez des patients diabétiques et non diabétiques dans un hôpital universitaire tertiaire. The Journal of medical research, 2(1), pp.12-15.

Barmore, W. et Hughes, J. (2019) : Physiologie, cycle de l'urée. Dans StatPearls [Internet]. Éditions StatPearls.

Bassiri-Jahromi, S. (2018) : Punica granatum (Grenade) : activité de promotion de la santé et de prévention du cancer. Revues d'oncologie, 12(1).

Batuman, V. (2018) : Néphropathie diabétique.

Baynes, H.W. (2015) : Classification, pathophysiologie, diagnostic et gestion du diabète sucré. J diabetes metab, 6(5), pp.1-9.

Becker, B.K, Zhang, D., Soliman, R. et Pollock, D.M. (2019) : Nerfs autonomes et contrôle circadien de la fonction rénale. Autonomic Neuroscience , 217,p.58-65

Bekir, J., Cazaux, S., Mars, M. et Bouajila, J. (2016) : Activités anticholinestérase et antihyperglycémique in vitro d'extraits de fleurs de sept variétés de grenades. Industrial Crops And Products, 81, pp.176-179.

Beutler, E., Duron, O. et Kelly, MB. (1963) : J. Lab Clin. Med. (1963), 61, 882.

Bhaskar, A. et Kumar, A. (2012) : Effet antihyperglycémique, antioxydant et hypolipidémique de l'extrait de fleur de Punica granatum L chez des rats diabétiques induits par la streptozotocine. Asian Pacific Journal of Tropical Biomedicine, 2(3), pp.S1764-S1769.

Bhat, V.R., Chianeh, Y.R., Udupa, P., Anushree, U. et Sheikh, S. (2018) : Hepatoprotective and Renoprotective Potentials of the Aqueous Extract of Bixa orellana on Streptozotocin Induced Diabetic Rats. Biochem Pharmacol (Los Angel), 7(255), pp.2167-0501.

Bhoutkar, M.A. et Bhise, S.B. (2011) : Études comparatives sur l'activité antioxydante de certaines plantes antidiabétiques. Research Journal of Pharmacy and Technology, 4(9), pp.1409-1412.

Bian, C., Zhang, C., Luo, T., Vyas, A., Chen, S.H., Liu, C., Kassab, M.A., Yang, Y., Kong, M. et Yu, X. (2019) : Le NADP+ est un inhibiteur endogène de la PARP dans la réponse aux dommages de l'ADN et la suppression des tumeurs. Nature communications, 10(1), p.693.

Birgani, G.A., Ahangarpour, A., Khorsandi, L. et Moghaddam, H.F. (2018) : Effet antidiabétique de l'acide bétulinique sur un modèle de souris mâle diabétique induit par la streptozotocine-nicotinamide. Journal brésilien des sciences pharmaceutiques, 54(2).

Birnbaum, Y., Bajaj, M., Qian, J. et Ye, Y. (2016) : L'inhibition de la Dipeptidyl peptidase-4 par la Saxagliptine prévient l'inflammation et les lésions rénales en ciblant l'inflammasome Nlrp3/ASC. BMJ Open Diabetes Research and Care, 4(1), p.e000227.

Bodnaruc, A.M., Prud'homme, D., Blanchet, R. et Giroux, I. (2016) : Nutritional modulation of endogenous glucagon-like peptide-1 secretion : a review. Nutrition & métabolisme, 13(1), p.92.

Borikar, S.P., Kallewar, N.G., Mahapatra, D.K. et Dumore, N.G. (2018) : La combinaison de poudre de fleurs séchées de Clitoria ternatea et Punica granatum a démontré un potentiel antihyperglycémique analogue à celui du médicament standard metformine : étude in vivo chez des rats Sprague Dawley. Journal of Applied Pharmaceutical Science, 8(11), pp.075-079.

Braidy, N., Berg, J., Clement, J., Khorshidi, F., Poljak, A., Jayasena, T., Grant, R. et Sachdev, P. (2018) : Rôle du nicotinamide adénine dinucléotide et de ses précurseurs comme cibles thérapeutiques pour les maladies dégénératives liées à l'âge : justification, biochimie, pharmacocinétique et résultats. Antioxydants et signalisation redox, 30(2), pp.251-294.

Brenner, E. (2019). Anatomie des voies urinaires supérieures et inférieures. En neurourologie (pp. 3-15). Springer, Dordrecht.

Buffi, N., Cardone, P. et Lughezzani, G. (2018) : Anatomie et physiologie rénale. Dans The Management of Small Renal Masses (pp. 1-6). Springer, Cham.

Bus, P., Chua, J.S., Klessens, C.Q., Zandbergen, M., Wolterbeek, R., Van Kooten, C., Trouw, L.A., Bruijn, J.A. et Baelde, H.J. (2018) : Activation du complément chez les patients atteints de néphropathie diabétique. Kidney international reports, 3(2), pp.302-313.

Cangiotti, A.M. , Lorenzi, T., Zingaretti, M.C., Fabri, M. et Morroni, M. (2018) : Polarized Ends of Human Macula Densa Cells : Ultrastructural Investigation and Morphofunctional Correlations. The Anatomical Record, 301(5), pp.922-931.

Capozzi, M.E., DiMarchi, R.D., Tschöp, M.H., Finan, B. et Campbell, J.E. (2018) : Cibler le système incrétine/glucagon avec des triagonistes pour traiter le diabète. Endocrine reviews, 39(5), pp.719-738.

Cappetta, D., Ciuffreda, L.P., Cozzolino, A., Esposito, G., Scavone, C., Sapio, L., Naviglio, S., D'Amario, D., Crea, F., Rossi, F. et Berrino, L. (2019) : L'inhibition de la Dipeptidyl Peptidase 4 améliore la maladie rénale chronique dans un modèle d'hypertension dépendant du sel. Médecine oxydative et longévité cellulaire, 2019.

Cara-Fuentes, G., Clapp, W.L., Johnson, R.J. et Garin, E.H. (2016) : Pathogenèse de la protéinurie dans la maladie idiopathique à changement minimal : mécanismes moléculaires. Néphrologie pédiatrique, 31(12), pp.2179-2189.

Celik, I., Temur, A. et Isik, I. (2009) : Hepatoprotective role and antioxidant capacity of pomegranate (Punica granatum) flowers infusion against trichloroacetic acid-exposed in rats. Food and Chemical Toxicology, 47(1), pp.145-149.

Chakera, A.J., Steele, A.M., Gloyn, A.L., Shepherd, M.H., Shields, B., Ellard, S. et Hattersley, A.T. (2015) : Reconnaissance et gestion des individus souffrant d'hyperglycémie due à une mutation hétérozygote de la glucokinase. Diabetes care, 38(7), pp.1383-1392.

Chakraborty, M., Bagchi, B., Das, S., Basu, R. et Nandy, P. (2018) : A dose Dependent hepatoprotective and nephroprotective activity of eucalyptus oil on Streptozotocin induced diabetic mice model. Clinical Phytoscience, 4(1), p.10.

Chen, **C.Y., Wu, V.C., Lin, C.J., Lin, C.S., Pan, C.F., Chen, H.H., Lin, Y.F., Huang, T.M., Chen, L., Wu, C.J. et Lai, T.S. (2018) :** Amélioration de la mortalité et de la maladie rénale en phase terminale chez les patients atteints de diabète de type 2 après une lésion rénale aiguë à qui l'on prescrit des inhibiteurs de la dipeptidyl peptidase-4. In Mayo Clinic Proceedings (Vol. 93, No. 12, pp. 1760-1774). Elsevier.

Cheng, Y., Liu, C., Cui, Y., Lv, T., Guo, Y., Liang, J. et Qian, H. (2019) : Sporidiobolus pararoseus, poudre à paroi brisée, améliore le stress oxydatif dans la néphropathie diabétique chez les souris diabétiques de type 2 en activant la voie Nrf2/ARE. RSC advances, 9(15), pp.8394-8403.

Chetan, M.R., Thrower, S.L. et Narendran, P. (2018) : Qu'est-ce que le diabète de type 1 ? La médecine.

Christoffersson, G., Rodriguez-Calvo, T. et von Herrath, M. (2016) : Progrès récents dans la compréhension du diabète de type 1. F1000Recherche, 5.

Civantos, E., Bosch, E., Ramirez, E., Zhenyukh, O., Egido, J., Lorenzo, O. et Mas, S. (2017) : La sitagliptine améliore le stress oxydatif dans la néphropathie diabétique expérimentale en diminuant la voie antioxydante miR-200a/Keap-1/Nrf2. Diabète, syndrome métabolique et obésité : cibles et thérapie, 10, p.207.

Coimbra, T.M., Janssen, U., Gröne, H.J., Ostendorf, T., Kunter, U., Schmidt, H., Brabant, G. et Floege, J. (2000) : Événements précoces entraînant des lésions rénales chez des rats Zucker (gras) obèses atteints de diabète de type II. Kidney international, 57(1), pp.167-182.

Crenshaw, A., Wilson, D., Hamilton, L. et Hamby, T. (2018) : Would Guidelines for Maturity Onset Diabetes in Youth (MODY) Be Useful in Clinical Practice ?

Cryer, P.E. (2006) : Mécanismes de l'insuffisance sympatho-adrénaline et de l'hypoglycémie dans le diabète. The Journal of clinical investigation, 116(6), pp.1470-1473.

Debjit, B., Harish, G., Pragati, B., Duraivel, S., Aravind, G. et Sampath Kumar, K.P. (2013) : Utilisations médicinales de Punica granatum et ses bienfaits pour la santé. J Pharmacogn&Phytochem. 2013 ; 1 (5) : 28, 35.

Devlin, H. et Craven, R. (2018) : Oxford Handbook of Integrated Dental Biosciences. Oxford University Press.

Dhungyal, B., Sharma, C. et Jha, D.K. (2019) : Effet antihyperglycémique des feuilles et des inflorescences de Girardinia heterophylla sur des rats albinos mâles de type II diabétiques induits par la streptozotocine-nicotinamide. Journal of Pharmacognosy and Phytochemistry, 8(2), pp.1423-1426.

Dimitrioglou, N., Kanelli, M., Papageorgiou, E., Karatzas, T. et Hatziavramidis, D. (2019) : Préparer la voie à une encapsulation réussie des îlots. Drug discovery today, 24 (3) : p:737-748.

Dowlati, Y., Herrmann, N., Swardfager, W., Liu, H., Sham, L., Reim, E.K. et Lanctôt, K.L. (2010) : Une méta-analyse des cytokines dans la dépression majeure. Psychiatrie biologique, 67(5), pp.446-457.

Drucker, D.J. (2016) : Évolution des concepts et pertinence translationnelle de la biologie des cellules entéroendocrines. The Journal of Clinical Endocrinology & Metabolism, 101(3), pp.778-786.

Du, L., Li, J., Zhang, X., Wang, L., Zhang, W., Yang, M. et Hou, C. (2019) : Les polyphénols de pelure de grenade inhibent l'inflammation dans les macrophages RAW264. 7 induits par le LPS via la suppression de l'activation de la voie TLR4/NF-κB. Recherche sur l'alimentation et la nutrition, 63.

Ekperikpe, U.S., Owolabi, O.J. et Olapeju, B.I. (2019) : Effets de l'extrait aqueux de graines de Parkia biglobosa sur certains paramètres biochimiques, hématologiques et histopathologiques chez des rats diabétiques induits par la streptozotocine. Journal of ethnopharmacology, 228, pp.1-10.

Ekrikpo, U.E., Kengne, A.P., Bello, A.K., Effa, E.E., Noubiap, J.J., Salako, B.L., Rayner, B.L., Remuzzi, G. et Okpechi, I.G. (2018) : Maladie rénale chronique dans la population adulte mondiale infectée par le VIH : Une revue systématique et une méta-analyse. PloS one, 13(4), p.e0195443.

El Mageid, M.M.A., Salama, N.A., Saleh, M.A.M. et Abo-Taleb, H.M. (2016) : Evaluation des extraits de poudre de jus et de poudre d'écorce de grenade (Punica granatum L.) antidiabétiques, hypocholestérolémiques chez des rats albinos mâles. IOSR-JPBS, 11(6), pp.53-64.

El Sayed, A.S., Badawi, A.M. et Asmaa, M.T. (2014) : L'effet protecteur des extraits de feuilles d'olive et de pelures de grenade sur le stress oxydatif et les lésions hépatiques induites par l'oxytétracycline chez les rats albinos. Égypte. J. Drug Res. Egypt, 35, pp.33-41.

Elbe, H., Vardi, N., Esrefoglu, M., Ates, B., Yologlu, S. et Taskapan, C. (2015) : Amélioration de la néphropathie diabétique induite par la streptozotocine par la mélatonine, la quercétine et le resvératrol chez le rat. Toxicologie humaine et expérimentale, 34(1), pp.100-113.

El-Daly, A.A. (2016) : L'extrait de pelure de grenade protège la néphrotoxicité induite par le cadmium chez les souris albinos.

El-Hadary, A.E. et Ramadan, M.F. (2019) : Profils phénoliques, propriétés antihyperglycémiques, antihyperlipidémiques et antioxydantes de l'extrait d'écorce de grenade (Punica granatum). Journal of Food Biochemistry, 43(4), p.e12803.

Elkotby, D., Hassan, A.K., Emad, R. et Bahgat, I. (2018) : Histological changes in islets of Langerhans of pancreas in alloxan-induced diabetic rats following Egyptian honey bee venom treatments. International Journal of Pure and Applied Zoology, 6, pp.1-6.

Elnajjar, M.M., Dawood, A.E.D., Salem, M.A., Kasemy, Z.A. et Nohman, O.T. (2016) : Néphropathie diabétique chez les patients diabétiques fréquentant l'hôpital général d'El Mahalla. Journal of The Egyptian Society of Nephrology and Transplantation, 16(1), p.39.

Emam, H.T., Elgendy, F.S. et Madboly, A.G. (2015) : Possible Ameliorative effect of sitagliptin on cisplatin-induced nephrotoxicity in albino Rats.

Estil- les, E., Téllez, N., Nacher, M. et Montanya, E. (2018) : A Model for Human Islet Transplantation to Immunodeficient Streptozotocin-Induced Diabetic Mice. Cell transplantation, 27(11), pp.1684-1691.

Fadini, G.P., Boscaro, E., Albiero, M., Menegazzo, L., Frison, V., De Kreutzenberg, S., Agostini, C., Tiengo, A. et Avogaro, A. (2010) : La sitagliptine, un inhibiteur de la dipeptidyl peptidase-4 administré par voie orale, augmente les cellules progénitrices endothéliales circulantes chez les patients atteints de diabète de type 2 : rôle possible du facteur dérivé du stroma-1α. Diabetes care, 33(7), pp.1607-1609.

Fallahzadeh, H., Ostovarfar, M. et Lotfi, M.H. (2019) : Risque de facteurs de risque de diabète de type 2 attribuable à la population ; méthodes bayésiennes. Diabète et syndrome métabolique : Clinical research & reviews, 13(2), pp.1365-1368.

Fernández-Millán, E., Ramos, S., Alvarez, C., Bravo, L., Goya, L. et Martín, M.Á. (2014) : **Les** métabolites phénoliques microbiens améliorent la sécrétion d'insuline stimulée par le glucose et protègent les cellules bêta du pancréas contre la toxicité induite par l'hydroperoxyde de tert-butyle via les voies ERK et PKC. Food and Chemical Toxicology, 66, pp.245-253.

Ferraù, F. et Korbonits, M. (2018) : Le syndrome métabolique chez les patients atteints du syndrome de Cushing. Dans Metabolic Syndrome Consequent to Endocrine Disorders (Vol. 49, pp. 85-103). Karger Publishers.

Fogo, A.B., Cohen, A.H., Colvin, R.B., Jennette, J.C. et Alpers, C.E. (2014) : Fondements de la pathologie rénale. Berlin : Springer.

Fricker, R.A., Green, E.L., Jenkins, S.I. et Griffin, S.M. (2018) : L'influence de la nicotinamide sur la santé et les maladies du système nerveux central. International Journal of Tryptophan Research, 11, p.1178646918776658.

Friedman, J.M. (2011) : La leptine et la régulation du poids corporel. The Keio journal of medicine, 60(1), pp.1-9.

Gao, W., Pu, L., Wei, J., Yao, Z., Wang, Y., Shi, T., Zhao, L., Jiao, C. et Guo, C. (2018) : **Les** paramètres antioxydants du sérum sont significativement augmentés chez les patients atteints de diabète sucré de type 2 après la consommation de propolis chinoise : Un essai contrôlé randomisé basé sur le niveau de glucose sérique à jeun. Diabetes Therapy, 9(1), pp.101-111.

Garach, D., Pake, A., Chakraborty, M. et Kamath, J.V. (2012) : Profil phytochimique et pharmacologique de Punica granatum : une vue d'ensemble. Intr Res J Pharm. 2013 ; 3 (2) : 65, 68.

Garg, K., Tripathi, C.D. et Kumar, S. (2013) : Revue clinique de la sitagliptine : un inhibiteur de la DPP-4. Journal of the Association of Physicians of India, 61(9), pp.645-649.

Gasbjerg, L.S., Gabe, M.B.N., Hartmann, B., Christensen, M.B., Knop, F.K., Holst, J.J. et Rosenkilde, M.M. (2018) : Antagonistes des récepteurs du polypeptide insulinotrope dépendant du glucose (GIP) comme agents antidiabétiques. Peptides, 100, pp.173-181.

Ghasemi, A., Khalifi, S. et Jedi, S. (2014) : Modèle de diabète de type 2 chez le rat induit par la streptozotocine et le nicotinamide. Acta Physiologica Hungarica, 101(4), pp.408-420.

Ghavipour, M., Sotoudeh, G., Tavakoli, E., Mowla, K., Hasanzadeh, J. et Mazloom, Z. (2017) : L'extrait de grenade soulage l'activité de la maladie et certains biomarqueurs sanguins de l'inflammation et du stress oxydatif chez les patients atteints de polyarthrite rhumatoïde. Journal européen de nutrition clinique, 71(1), p.92.

Gheith, O., Farouk, N., Nampoory, N., Halim, M.A. et Al-Otaibi, T. (2016) : Maladie rénale diabétique : différence mondiale de prévalence et de facteurs de risque. Journal of nephropharmacology, 5(1), p.49.

Giacco, F. et Brownlee, M. (2010) : Stress oxydatif et complications diabétiques. Circulation research, 107(9), pp.1058-1070.

Glorie, L.L., Verhulst, A., Matheeussen, V., Baerts, L., Magielse, J., Hermans, N., d'Haese, P.C., De Meester, I. et De Beuf, A. (2012) : L'inhibition de la DPP4 améliore le résultat fonctionnel après une lésion de l'ischémie-reperfusion rénale. American Journal of Physiology-Renal Physiology, 303(5), pp.F681-F688.

Goli, F., Karimi, J., Khodadadi, I., Tayebinia, H., Kheiripour, N., Hashemnia, M. et Rahimi, R. (2019) : La silymarine atténue l'expression d'ELMO-1 et de KIM-1 et le stress oxydatif dans le rein des rats atteints de diabète de type 2. Indian Journal of Clinical Biochemistry, 34(2), pp.172-179.

Goody, M.F. et Henry, C.A. (2018) : Un besoin de NAD+ dans le développement musculaire, l'homéostasie et le vieillissement. Skeletal muscle, 8(1), p.9.

Goud, B.J., Dwarakanath, V. et Chikka, B.K. (2015) : Streptozotocine - un agent diabétogène dans les modèles animaux. International Journal of Pharmacy & Pharmaceutical Research, 3(1), pp.253-269.

Goyal, R. et Jialal, I. (2019) : Diabète sucré, type 2. Dans StatPearls [Internet]. Éditions StatPearls.

Gribble, F.M. et Reimann, F. (2019) : Fonction et mécanismes des cellules entéroendocrines et des hormones intestinales dans le métabolisme. Nature passe en revue l'endocrinologie, p.1.

Gupta, A., Hong, Z., Li, S. et Bai, H.J. (2019) : Rôle de la maladie rénale chronique : A Literature Review. Revue des sciences sociales et humaines, pp.876-882.

Hafiz, T.A., Mubaraki, M.A., Al-Quraishy, S. et Dkhil, M.A. (2016) : Le rôle potentiel du traitement Punica granatum sur les lésions hépatiques et le stress oxydatif induits par la malaria murine. Recherche en parasitologie, 115(4), pp.1427-1433.

Haq Asif, A., Harsha, S., Hodalur Puttaswamy, N. et E Al-Dhubiab, B. (2018) : An Effective Delivery System of Sitagliptin Using Optimized Mucoadhesive Nanoparticles. Sciences appliquées, 8(6), p.861.

Hasan, A.A. et Hocher, B. (2017) : Rôle de la dipeptidyl peptidase-4 soluble et liée à la membrane dans la néphropathie diabétique. J Mol Endocrinol, 59(1), pp.R1-R10.

Hasan, M.M., Ahmed, Q.U., Soad, S.Z.M. et Tunna, T.S. (2018) : Modèles animaux et produits naturels pour étudier l'activité antidiabétique in vivo et in vitro. Biomedicine & Pharmacotherapy, 101, pp.833-841.

Haschek, W.M., Rousseaux, C.G., Wallig, M.A., Bolon, B. et Ochoa, R. eds. (2013) : Manuel de pathologie toxicologique de Haschek et Rousseaux. Presse académique.

Hasona, N.A.S.A., Qumani, M.A., Alghassab, T.A., Alghassab, M.A. et Alghabban, A.A. (2017) : Propriétés améliorantes des graines de Trigonella foenum-graecum L. et des extraits d'écorce de Punica granatum L. d'Iran chez des cobayes diabétiques expérimentaux induits par la streptozotocine. Asian Pacific Journal of Tropical Biomedicine, 7(3), pp.234-239.

Hattori, S. (2011) : La sitagliptine réduit l'albuminurie chez les patients atteints de diabète de type 2 [Communication rapide]. Endocrine journal, 58(1), pp.69-73.

Hendarto, H., Inoguchi, T., Maeda, Y., Ikeda, N., Zheng, J., Takei, R., Yokomizo, H., Hirata, E., Sonoda, N. et Takayanagi, R. (2012) : Le liraglutide, analogue du GLP-1, protège contre le stress oxydatif et l'albuminurie chez les rats diabétiques induits par la streptozotocine via l'inhibition des oxydases NAD (P) H rénales médiée par la protéine kinase A. Metabolism, 61(10), pp.1422-1434.

Herman, G.A. , Bergman, A., Liu, F., Stevens, C., Wang, A.Q., Zeng, W., Chen, L., Snyder, K., Hilliard, D., Tanen, M. et Tanaka, W. (2006) : Pharmacocinétique et effets pharmacodynamiques de la sitagliptine, un inhibiteur de la DPP-4 administré par voie orale, chez des sujets obèses d'âge moyen. The Journal of Clinical Pharmacology, 46(8), pp.876-886.

Herrera, P.M., Velez Van Meerbeke, A. et Bonnot, O. (2018) : Troubles psychiatriques secondaires aux troubles neurométaboliques. Revista colombiana de psiquiatria, 47(4), pp.244-251.

Hershberger, K.A., Martin, A.S. et Hirschey, M.D. (2017) : Rôle du NAD+ et des sirtuines mitochondriales dans les maladies cardiaques et rénales. Nature Reviews Nephrology, 13(4), p.213.

Higashijima, Y., Tanaka, T., Yamaguchi, J., Tanaka, S. et Nangaku, M. (2015) : Rôle anti-inflammatoire des inhibiteurs de la DPP-4 dans un modèle non diabétique de lésion glomérulaire. American Journal of Physiology-Renal Physiology, 308(8), pp.F878-F887.

Hong, Q., Zhang, L., Fu, J., Verghese, D.A., Chauhan, K., Nadkarni, G.N., Li, Z., Ju, W., Kretzler, M., Cai, G.Y. et Chen, X.M. (2019) : Le LRG1 favorise la progression de la maladie rénale diabétique en améliorant l'angiogenèse induite par le TGF-β. Journal of the American Society of Nephrology, 30(4), pp.546-562.

Hou, C., Zhang, W., Li, J., Du, L., Lv, O., Zhao, S. et Li, J. (2019) : Les effets bénéfiques de la grenade sur le métabolisme des lipides dans les troubles métaboliques. Nutrition moléculaire et recherche alimentaire, p.1800773.

Huan, Y.A.N., Peng, K.J., Wang, Q.L., Gu, Z.Y., Lu, Y.Q., Jun, Z.H.A.O., Fang, X.U., Liu, Y.L., Ying, T.A.N.G., Deng, F.M. et Peng, Z.H.O.U. (2013) : Effet du gel de polyphénols de pelure de grenade sur la cicatrisation des plaies cutanées chez les rats diabétiques induits par l'alloxan. Journal médical chinois, 126(9), pp.1700-1706.

Hurtado, M.D. et Vella, A. (2018) : Qu'est-ce que le diabète de type 2 ? La médecine.

Ibrahim, H.O., Osilesi, O., Adebawo, O.O., Onajobi, F.D., Karigidi, K.O. et Muhammad, L.B. (2019) : Antidiabetic and Haematological Effects of Chrysophyllum albidum Supplemented Diet on Streptozotocin Induced Diabetic Rats. Journal of Applied Life Sciences International, pp.1-17.

Ibrahim, M.E.E.D. (2015) : Effets des extraits de pelures de grenade et d'oignon sur la réduction du poids et le contrôle du diabète chez les rats diabétiques obèses. Égypte. J. of nutrition and health Vol. 10 No. 1.

Indu, R., Adhikari, A., Basak, P. et Sur, T.K. (2019) : Effet de la thérapie concomitante des antidiabétiques et des hypolipidémiques sur les paramètres biochimiques et histologiques dans des modèles animaux. Asian Journal of Pharmacy and Pharmacology, 5(4), pp.771-778.

Isaev, N.K., Genrikhs, E.E., Voronkov, D.N., Kapkaeva, M.R. et Stelmashook, E.V. (2018) : La toxicité des streptozotocines in vitro dépend de la maturité des neurones. Toxicologie et pharmacologie appliquée, 348, pp.99-104.

Iwata, J. et Nishikaze, O. (1979) : Nouvelle méthode micro-turbidimétrique pour la détermination des protéines dans le liquide céphalorachidien et l'urine. Clinical Chemistry, 25(7), pp.1317-1319.

James Norman, M.D. (2016) : L'importance de l'insuline et du glucagon. Diabète et hypoglicémie, Web endocrinien [Internet].

Jameshorani, M., Sayari, S., Kiahashemi, N. et Motamed, N. (2017) : Étude comparative sur l'ajout de pioglitazone ou de sitagliptine aux patients atteints de diabète sucré de type 2 insuffisamment contrôlé par la metformine. Revue macédonienne des sciences médicales en libre accès, 5(7), p.955.

Jensen, E.P., Poulsen, S.S., Kissow, H., Holstein-Rathlou, N.H., Deacon, C.F., Jensen, B.L., Holst, J.J. et Sorensen, C.M. (2015) : L'activation des récepteurs GLP-1 sur les cellules musculaires lisses vasculaires réduit la réponse autorégulatrice dans les artérioles afférentes et augmente le flux sanguin rénal. American Journal of Physiology-Renal Physiology, 308(8), pp. F867-F877.

Jin, T. et Weng, J. (2016) : Hepatic functions of GLP-1 and its based drugs : current disputes and perspectives. American Journal of Physiology-Endocrinology and Metabolism, 311(3), pp.E620-E627.

Johnson, K.M. et Schurr, K. (2011) : Sitagliptine : un inhibiteur de la DPP-4 pour le traitement du diabète sucré de type 2. Clinical Medicine Insights : Therapeutics, 3, pp.CMT-S6227.

Jourdan, T., Park, J.K., Varga, Z.V., Pálóczi, J., Coffey, N.J., Rosenberg, A.Z., Godlewski, G., Cinar, R., Mackie, K., Pacher, P. et Kunos, G. (2018) : La délétion du récepteur cannabinoïde-1 dans les podocytes atténue à la fois le dysfonctionnement glomérulaire et tubulaire dans un modèle murin de néphropathie diabétique. Diabète, obésité et métabolisme, 20(3), pp.698-708.

Juvekar, A.R. et Bandawane, D.D. (2009) : Étude préliminaire sur l'effet hypoglycémiant de l'Alstonia scholaris Linn. Chez des rats diabétiques normaux et induits par la streptozotocine. Adv J Pharmacol Toxicol, 10(3), pp.89-92.

Kalra, S., Kesavadev, J., Chadha, M. et Kumar, G.V. (2018) : Inhibiteurs du cotransporteur-2 du sodium-glucose en combinaison avec d'autres agents hypoglycémiants pour le traitement du diabète sucré de type 2. Indian journal of endocrinology and metabolism, 22(6), p.827.

Kara, Ö., Esen, İ. et Tepe, D. (2018) : Facteurs influençant la fréquence et la durée de la rémission chez les enfants et les adolescents nouvellement diagnostiqués avec un diabète de type 1. Medical science monitor : international medical journal of experimental and clinical research, 24, p.5996.

Karwasra, R., Kalra, P., Gupta, Y.K., Saini, D., Kumar, A. et Singh, S. (2016) : Potentiel antioxydant et anti-inflammatoire de l'extrait d'écorce de grenade pour améliorer les lésions rénales aiguës induites par le cisplatine. Food & function, 7(7), pp.3091-3101.

Kaur, R., Mahajan, P. et Goswami, M. (2018) : le diabète sucré : un nouveau facteur de risque pour la santé publique.

Kaushik, P., Lal, S. et Kaushik, D. (2018) : Évaluation du sergent Pinus roxburghii. Dans la néphropathie diabétique induite par la STZ. Global journal of pharmaceutical education and research, 6(1-2).

Khaled, S.A. (2015) : Médecine par les plantes dans le diabète sucré : Efficacité de la poudre de peau Punica Granatum chez les prédiabétiques, les diabétiques et les diabétiques compliqués. Vol.5, No.16.

Khan, H., Jawad, M., Kamal, M.A., Baldi, A., Xiao, J., Nabavi, S.M. et Daglia, M. (2018) : Preuve et prospective des flavonoïdes d'origine végétale comme agents antiplaquettaires : De solides candidats pour être les médicaments du futur. Toxicologie alimentaire et chimique, 119, pp.355-367.

Kim, M.K. (2017) : Traitement de la maladie rénale diabétique : objectifs actuels et futurs. The Korean journal of internal medicine, 32(4), p.622.

Kim, Y. et Park, C.W. (2017) : Nouveaux agents thérapeutiques dans la néphropathie diabétique. The Korean journal of internal medicine, 32(1), p.11.

Kim, Y.G., Byun, J., Yoon, D., Jeon, J.Y., Han, S.J., Kim, D.J., Lee, K.W., Park, R.W. et Kim, H.J. (2016) : Effet protecteur rénal des inhibiteurs de la DPP-4 chez les patients atteints de diabète sucré de type 2 : une étude de cohorte. Journal of diabetes research, 2016.

King, A. (2017) : Modèles animaux de diabète sucré de type 1 et de type 2. Dans Animal Models for the Study of Human Disease (pp. 245-265). Presse universitaire.

Kirkpatrick, J.J. et Leslie, S.W. (2019) : rein en fer à cheval. Dans Stat Pearls [Internet]. Éditions Stat Pearls.

Kishore, L., Kajal, A. et Kaur, N. (2017) : Rôle du nicotinamide dans le diabète induit par la streptozotocine dans des modèles animaux. J Endocrinol Thyroid Res, 2, pp.01-04.

Klimova, N. et Kristian, T. (2019) : Effet multicible du mononucléotide nicotinamide sur le métabolisme bioénergétique du cerveau. Recherche neurochimique, pp.1-8.

Klimova, N., Long, A. et Kristian, T. (2018) : Signification des modifications post-traductionnelles des protéines mitochondriales dans la physiopathologie des lésions cérébrales. Translational stroke research, 9(3), pp.223-237.

Koeppen, B.M. et Stanton, B.A. (2019) : Livre électronique sur la physiologie rénale : 6e édition de la série Mosby physiology. Elsevier Health Sciences.

Kolodziejski, P.A., Sassek, M., Chalupka, D., Leciejewska, N., Nogowski, L., Mackowiak, P., Jozefiak, D., Stadnicka, K., Siwek, M., Bednarczyk, M. et Szwaczkowski, T. (2018) : Les BPL1 et les GIP sont impliqués dans l'action des synbiotiques chez les poulets de chair. Journal of animal science and biotechnology, 9(1), p.13.

Koopman, A.D.M., Rutters, F., Rauh, S.P., Nijpels, G., Holst, J.J., Beulens, J.W., Alssema, M. et Dekker, J.M. (2018) : Augmentation des réponses aux tests de glucose par voie orale et par repas mixte et changements des niveaux de glucose à jeun pendant 7 ans de suivi : The hoorn meal Study. PloS one, 13(1), p.e0191114.

Kriz, W. et Lemley, K.V. (2017) : Défis mécaniques de la barrière de filtration glomérulaire : adaptations et voie d'accès à la sclérose. Néphrologie pédiatrique, 32(3), pp.405-417.

Kröller-Schön, S., Knorr, M., Hausding, M., Oelze, M., Schuff, A., Schell, R., Sudowe, S., Scholz, A., Daub, S., Karbach, S. et Kossmann, S. (2012) : Glucose-independent improvement of vascular dysfunction in experimental sepsis by dipeptidyl-peptidase 4 inhibition. Cardiovascular research, 96(1), pp.140-149.

Kuhad, A. et Chopra, K. (2009) : Atténuation de la néphropathie diabétique par le tocotriénol : implication de la voie de signalisation du NFkB. Sciences de la vie, 84(9-10), pp.296-301.

Kumar, V., Sharma, K., Ahmed, B., Al-Abbasi, F.A., Anwar, F. et Verma, A. (2018) : Déconvolution du double effet hypoglycémiant de la wedelolactone isolée de Wedelia calendulacea : étude par validation expérimentale et amarrage moléculaire. RSC advances, 8(32), pp.18180-18196.

Lai, Y.F., Wang, L. et Liu, W.Y. (2019) : Le prétraitement à la nicotinamide soulage le stress mitochondrial et protège les cellules myocardiques hypoxiques par la voie AMPK. Revue européenne des sciences médicales et pharmacologiques, 23(4), pp.1797-1806.

Lascar, N., Brown, J., Pattison, H., Barnett, A.H., Bailey, C.J. et Bellary, S. (2018) : Le diabète de type 2 chez les adolescents et les jeunes adultes. The Lancet Diabetes & Endocrinology, 6(1), pp.69-80.

Latifi, E., Mohammadpour, A.A., Fathi, B. et Nourani, H. (2019) : Effets antidiabétiques et antihyperlipidémiques de l'extrait éthanolique d'oléo-gomme-résine Ferula assa-foetida chez des rats Wistar diabétiques induits par la streptozotocine. Biomedicine & Pharmacotherapy, 110, pp.197-202.

Laustsen, C., Stokholm Nørlinger, T., Christoffer Hansen, D., Qi, H., Mose Nielsen, P., Bonde Bertelsen, L., Henrik Ardenkjaer-Larsen, J. et Stødkilde Jørgensen, H. (2016) : le mécanisme de relaxation de l'urée 13C hyperpolarisée révèle des modifications rénales dans la néphropathie diabétique. La résonance magnétique en médecine, 75(2), pp.515-518.

Lee, J.H., Yang, S.H., Oh, J.M. et Lee, M.G. (2010) : Pharmacocinétique des médicaments chez les rats atteints de diabète sucré induit par l'alloxan ou la streptozocine : comparaison avec ceux des patients atteints de diabète sucré de type I. Journal of Pharmacy and Pharmacology, 62(1), pp.1-23.

Lee, Y.S. et Jun, H.S. (2016) : Les effets anti-inflammatoires des thérapies basées sur le GLP-1 au-delà du contrôle du glucose. Médiateurs de l'inflammation, 2016.

Lehmann, R. et Schleicher, E.D. (2000) : Mécanisme moléculaire de la néphropathie diabétique. Clinica chimica acta, 297(1-2), pp.135-144.

Leslie, S.W. et Sharma, S. (2018) : Anatomie, abdomen et bassin, artère rénale. Dans StatPearls [Internet]. Éditions StatPearls.

Levitan, I., Delpire, E. et Rasgado-Flores, H. (2018) : Cell volume regulation (Book).

Li, J., He, X., Li, M., Zhao, W., Liu, L. et Kong, X. (2015) : Empreinte chimique et analyse quantitative pour le contrôle de qualité des polyphénols extraits de la peau de grenade par HPLC. Food chemistry, 176, pp.7-11.

Lin, D., Xiao, M., Zhao, J., Li, Z., Xing, B., Li, X., Kong, M., Li, L., Zhang, Q., Liu, Y. et Chen, H. (2016) : Un aperçu des composés phénoliques végétaux et de leur importance dans la nutrition humaine et la gestion du diabète de type 2. Molecules, 21(10), p.1374.

Lin, F. (2017) : Autophagie en cas de lésion et de réparation des tubules rénaux. Acta physiologica, 220(2), pp.229-237.

Liu, W., Yu, J., Yan, Q., Wang, L., Li, N. et Xiong, W. (2018) : Méta-analyse du -bénéfice du traitement à la sitagliptine chez les patients atteints de diabète de type 2 compliqué d'une néphropathie naissante. Médecine expérimentale et thérapeutique, 16(3), pp.2545-2553.

Liu, Y., Ye, J. , Cao, Y., Zhang, R., Wang, Y., Zhang, S., Dai, W. et Ye, S. (2019) : La Silibinine améliore la néphropathie diabétique en améliorant l'état diabétique des souris. Journal européen de pharmacologie, 845, pp.24-31.

Livingstone, R., Boyle, J.G., Petrie, J.R. et le groupe d'étude REMOVAL (2017) : Une nouvelle perspective sur la thérapie à la metformine dans le diabète de type 1. Diabetologia, 60(9), pp.1594-1600.

Lizicarova, D., Krahulec, B., Hirnerova, E., Gaspar, L. et Celecova, Z. (2014) : Facteurs de risque dans la progression de la néphropathie diabétique à l'heure actuelle. Bratislavske lekarske listy, 115(8), pp.517-521.

Loganathan, K., Said, E.S., Winterrowd, E., Orebrand, M., He, L., Vanlandewijck, M., Betsholtz, C., Quaggin, S.E. et Jeansson, M. (2018) : La carence en angiopoïétine 1 augmente la raréfaction capillaire rénale et la fibrose tubulo-interstitielle chez la souris. PloS one, 13(1), p.e0189433.

Lopez, P.P. et Khorasani-Zadeh, A. (2019) : Anatomie, abdomen et bassin, duodénum. Dans Stat Pearls [Internet]. Publication de Stat Pearls.

López-Ferreras, L., Richard, J.E., Noble, E.E., Eerola, K., Anderberg, R.H., Olandersson, K., Taing, L., Kanoski, S.E., Hayes, M.R. et Skibicka, K.P. (2018) : Les récepteurs hypothalamiques latéraux GLP-1 sont essentiels pour le contrôle du renforcement alimentaire, du comportement ingestif et du poids corporel. Psychiatrie moléculaire, 23(5), p.1157.

Lorber, D. (2014) : Importance de la gestion des risques de maladies cardiovasculaires chez les patients atteints de diabète sucré de type 2. Diabète, syndrome métabolique et obésité : cibles et thérapie, 7, p.169.

Lucier, J. et Weinstock, R.S. (2018) : Diabète Mellitus, Type 1. Dans StatPearls [Internet]. Éditions StatPearls.

Luo, Z.F., Feng, B., Mu, J., Qi, W., Zeng, W., Guo, Y.H., Pang, Q., Ye, Z.L., Liu, L. et Yuan, F.H. (2010) : Effets de l'acide 4-phénylbutyrique sur le processus et le développement de la néphropathie diabétique induite chez le rat par la streptozotocine : régulation de l'activation endoplasmique du réticulum par le stress oxydatif. Toxicologie et pharmacologie appliquée, 246(1-2), pp.49-57.

Mahesar, S.A., Kori, A.H., Sherazi, S.T.H., Kandhro, A.A. et Laghari, Z.H. (2019) : Huile de graines de grenade (Punica granatum). Dans Fruit Oils : Chemistry and Functionality (pp. 691-709). Springer, Cham.

Maheshwari, R., Balaraman, R., Sen, A.K., Shukla, D. et Seth, A. (2017) : Effet de l'administration concomitante de coenzyme Q10 et de sitagliptine sur la néphropathie diabétique induite expérimentalement chez le rat. Insuffisance rénale, 39(1), pp.130-139.

Mahmoodi, M., Koohpeyma, F., Saki, F. et Maleksabet, A. (2019) : The protective effect of Zataria multiflora Boiss. hydroalcoholic extract on TNF-α production, oxidative stress, and insulin level in streptozotocin-induced diabetic rats. Journal Avicenne de phytomédecine, 9(1), p.72.

Mahmoud, E.F. et Mahmoud, M.F. (2017) : Effet de l'extrait de pelure de grenade sur les glandes salivaires sous-mandibulaires du diabète induit par la streptozotocine chez le rat : Étude histologique, immunohistochimique et ultrastructurale. J Adv Biol Biotech, 13(3), pp.1-15.

Mali, K.K., Ligade, S.S. et Dias, R.J. (2019) : Effet retardateur de la formulation polyherbe sur la cataracte chez les rats Wistar diabétiques induits par le STZ-NIC. Indian Journal of pharmaceutical sciences, 81(3), pp.415-423.

Mallek, A., Movassat, J., Ameddah, S., Liu, J., Semiane, N., Khalkhal, A. et Dahmani, Y. (2018) : Diabète expérimental induit par la streptozotocine chez la gerbille du désert, Gerbillus gerbillus, et les effets de l'administration à court terme de 20 hydroxyecdysone. Biomédecine et pharmacothérapie, 102, pp.354-361.

Mandal, M.M., Garg, S., Mishra, R.N. et Maharana, S.P. (2018) : Étude sur la prédiction du diabète sucré de type 2 chez les étudiants de premier cycle du MBBS : une étude transversale dans un centre de santé tertiaire, Kolkata. International Journal of Research in Medical Sciences, 6(1), p.184.

Manna, K., Mishra, S., Saha, M., Mahapatra, S., Saha, C., Yenge, G., Gaikwad, N., Pal, R., Oulkar, D., Banerjee, K. et Saha, K.D. (2019) : amélioration de la néphropathie diabétique en utilisant des nanoparticules d'or stabilisées à l'extrait de pelure de grenade : évaluation du système de signalisation NF-κB et Nrf2. Revue internationale de nanomédecine, 14, p.1753.

Mansur, S.A., Mieczkowska, A., Flatt, P.R., Chappard, D., Irwin, N. et Mabilleau, G. (2019) : La sitagliptine modifie la composition osseuse chez les souris nourries à haute teneur en graisses. Calcified tissue international, 104(4), pp.437-448.

Maqbool, M., Dar, M.A., Gani, I. et Mir, S.A. (2019) : Animal Models in diabetes mellitus : An overview. Journal of drug delivery and therapeutics, 9(1-s), pp.472-475.

Marca, V., Gianchecchi, E. et Fierabracci, A. (2018) : Le diabète de type 1 et sa pathogenèse multifactorielle : le rôle supposé des cellules NK. Revue internationale des sciences moléculaires, 19(3), p.794.

Marques, C., Mega, C., Gonçalves, A., Rodrigues-Santos, P., Teixeira-Lemos, E., Teixeira, F., Fontes-Ribeiro, C., Reis, F. et Fernandes, R. (2014) : La sitagliptine prévient l'inflammation et la mort des cellules apoptotiques dans le rein des animaux diabétiques de type 2. Médiateurs de l'inflammation, 2014.

Marques, C., Gonçalves, A., Pereira, P.M.R., Almeida, D., Martins, B., Fontes-Ribeiro, C., Reis, F. et Fernandes, R. (2019) : La sitagliptine, inhibiteur de la dipeptidyl peptidase 4, améliore le stress oxydatif et les lésions glomérulaires dans un modèle de diabète de type 1 chez le rat. Sciences de la vie, p.116738.

Matsui, T., Nakashima, S., Nishino, Y., Ojima, A., Nakamura, N., Arima, K., Fukami, K., Okuda, S. et Yamagishi, S.I. (2015) : La déficience en Dipeptidyl peptidase-4 protège contre la néphropathie diabétique expérimentale en partie en bloquant l'axe des récepteurs des produits finaux de glycation avancée. Enquête de laboratoire, 95(5), p.525.

Mega, C., Teixeira de Lemos, E., Vala, H., Fernandes, R., Oliveira, J., Mascarenhas-Melo, F., Teixeira, F. et Reis, F. (2011) : Amélioration de la néphropathie diabétique par une faible dose de sitagliptine dans un modèle animal de diabète de type 2 (rat gras diabétique de Zucker). Recherche expérimentale sur le diabète, 2011.

Mega, C., Teixeira-de-Lemos, E., Fernandes, R. et Reis, F. (2017) : Les effets renoprotecteurs de la sitagliptine, un inhibiteur de la dipeptidyl peptidase-4 : une revue dans le diabète de type 2. Journal of diabetes research, 2017.

Meltzer, J.S. (2019) : Physiologie rénale. Dans Pharmacology and Physiology for Anesthesia (pp. 782-794). Elsevier.

Meng, Y., Ren, Z., Xu, F., Zhou, X., Song, C., Wang, V.Y.F., Liu, W., Lu, L., Thomson, J.A. et Chen, G. (2018) : Le nicotinamide favorise la survie et la différenciation des cellules en tant qu'inhibiteur de kinase dans les cellules souches pluripotentes humaines. Rapports sur les cellules souches, 11(6), pp.1347-1356.

Merck & Co.(2017) : Inc, Januvia (Sitagliptine) Notice d'emballage, Merck & Co. Inc, Whitehouse Station, NJ, États-Unis, 2017.

Mestry, S.N., Dhodi, J.B., Kumbhar, S.B. et Juvekar, A.R. (2017) : Atténuation de la néphropathie diabétique chez les rats diabétiques induite par la streptozotocine par Punica granatum Linn. Extrait de feuilles. Journal of traditional and complementary medicine, 7(3), pp.273-280.

Mestry, S.N., Gawali, N.B., Pai, S.A., Gursahani, M. S., Dhodi, J.B., Munshi, R. et Juvekar, A.R. (2018) : Punica granatum améliore la fonction rénale dans la néphropathie induite par la gentamicine chez le rat par l'atténuation du stress oxydatif. Journal de l'Ayurveda et de la médecine intégrative.

Mevin Mathew (2013) : Physiologie de l'insuline.

Mezza, T., Cinti, F. et Giaccari, A. (2018) : Diabète secondaire aux maladies du pancréas. Complications du diabète, comorbidités et troubles connexes, pp.523-539.

Middha, S.K., Usha, T. et Pande, V. (2016) : Aperçu des causes et des effets antihyperglycémiques de l'écorce de Punica granatum chez les rats diabétiques induits par l'alloxan. Chiang Mai J Sci, 43, pp.112-122.

Moghetti, P. (2018) : Diabète secondaire aux troubles endocriniens et au SOPK. Diabetes Complications, Comorbidities and Related Disorders, pp.575-593.

Mora-Fernández, C., Domínguez-Pimentel, V., de Fuentes, M.M., Górriz, J.L., Martínez-Castelao, A. et Navarro-González, J.F. (2014) : La maladie rénale diabétique : de la physiologie à la thérapeutique. The Journal of Physiology, 592(18), pp.3997-4012.

Morigi, M., Perico, L. et Benigni, A. (2018) : Sirtuins in renal health and disease. Journal of the American society of nephrology, 29(7), pp.1799-1809.

Mosele, J.I., Gosalbes, M.J., Macià, A., Rubió, L., Vázquez-Castellanos, J.F., Jiménez Hernández, N., Moya, A., Latorre, A. et Motilva, M.J. (2015) : Effet de la consommation quotidienne de jus de grenade sur le microbiote fécal et les métabolites fécaux de volontaires sains. Molecular nutrition & food research, 59(10), pp.1942-1953.

Motawi, T.K., Ahmed, S.A., Hamed, M.A., El-Maraghy, S.A. et Aziz, W.M. (2019) : La mélatonine et/ou le rowatinex atténuent les lésions rénales diabétiques induites par la streptozotocine chez le rat. Journal of biomedical research, 33(2), p.113.

Mozaffarian, D. (2016) : Priorités alimentaires et politiques pour les maladies cardiovasculaires, le diabète et l'obésité : un examen complet. Circulation, 133(2), pp.187-225.

Mu, J., Petrov, A., Eiermann, G.J., Woods, J., Zhou, Y.P., Li, Z., Zycband, E., Feng, Y., Zhu, L., Roy, R.S. et Howard, A.D. (2009) : L'inhibition de la DPP-4 par la sitagliptine améliore le contrôle glycémique et restaure la masse et la fonction des cellules des îlots de Langerhans dans un modèle de diabète de type 2 chez les rongeurs. Journal européen de pharmacologie, 623(1-3), pp.148-154.

Mulvihill, E.E. et Drucker, D.J. (2014) : Pharmacologie, physiologie et mécanismes d'action des inhibiteurs de la dipeptidyl peptidase-4. Endocrine reviews, 35(6), pp.992-1019.

Muskiet, M.H., Tonneijck, L., Smits, M.M., Van Baar, M.J., Kramer, M.H., Hoorn, E.J., Joles, J.A. et Van Raalte, D.H. (2017) : GLP-1 and the kidney : from physiology to pharmacology and outcomes in diabetes. Nature Reviews Nephrology, 13(10), p.605.

Nagata, M. (2016) : Les lésions podocytaires et leurs conséquences. Kidney international, 89(6), pp.1221-1230.

Naidu, P.B., Ponmurugan, P., Begum, M.S., Mohan, K., Meriga, B., Ravindar-Naik, R. et Saravanan, G. (2015) : La diosgénine réorganise l'hyperglycémie et la distorsion du profil lipidique des tissus chez les rats diabétiques dont le régime alimentaire est riche en graisses et induit par la streptozotocine. Journal of the Science of Food and Agriculture, 95(15), pp.3177-3182.

Naidu, P.B., Uddandrao, V.S., Naik, R.R., Pothani, S., Munipally, P.K., Meriga, B., Begum, M.S., Varatharaju, C., Pandiyan, R. et Saravanan, G. (2016) : Effets de la S-allylcystéine sur les biomarqueurs de la voie des polyols chez les rats atteints de diabète de type 2. Canadian journal of diabetes, 40(5), pp.442-448.

Nankar, R.P. et Doble, M. (2015) : L'acide ellagique potentialise l'activité de sensibilisation à l'insuline de la pioglitazone dans les myotubes L6. Journal of Functional Foods, 15, pp.1-10.

Narres, M., Claessen, H., Droste, S., Kvitkina, T., Koch, M., Kuss, O. et Icks, A. (2016) : The incidence of end-stage renal disease in the diabetic (compared to the non-diabetic) population : a systematic review. PloS one, 11(1), p.e0147329.

Nauck, M.A. (2014) : Mise à jour sur les développements des inhibiteurs SGLT2 dans la gestion du diabète de type 2. Drug design, development and therapy, 8, p.1335.

Nauck, M.A. et Meier, J.J. (2018) : Hormones d'incrétine : leur rôle dans la santé et la maladie. Diabète, obésité et métabolisme, 20, pp.5-21.

Nelson, R.W. (2015) : Néoplasie des cellules bêta : insulinome. En endocrinologie canine et féline : Quatrième édition (pp. 348-375). Elsevier Inc.

Nishikimi, M., Roa, N.A. et Yogi, K. (1972) : Biochemistry Bioph. Res Common, 46, pp.849-854.

Nistala, R. et Savin, V. (2017) : Diabète, hypertension et progression des maladies rénales chroniques : rôle de la DPP4. American Journal of Physiology-Renal Physiology, 312(4), pp.F661-F670.

Nistala, R., Habibi, J., Aroor, A., Sowers, J.R., Hayden, M.R., Meuth, A., Knight, W., Hancock, T., Klein, T., DeMarco, V.G. et Whaley-Connell, A. (2014) : L'inhibition de la DPP4 atténue les lésions de la barrière de filtration et le stress oxydatif chez le rat obèse Zucker. Obesity, 22(10), pp.2172-2179.

Oh, S.H., Jorgensen, M.L., Wasserfall, C.H., Gjymishka, A. et Petersen, B.E. (2017) : La suppression de la protéine d'homéostasie des îlots de Langerhans contrecarre la progression du diabète sucré. Laboratory Investigation, 97(5), p.577.

Ohkawa, H., Ohishi, N. et Yagi, K. (1979) : Dosage des peroxydes lipidiques dans les tissus animaux par réaction à l'acide thiobarbiturique. Analytical biochemistry, 95(2), pp.351-358.

Oluba, O.M., Adebiyi, F.D., Dada, A.A., Ajayi, A.A., Adebisi, K.E., Josiah, S.J. et Odutuga, A.A. (2019) : Effets de l'extrait de flavonoïde de feuille de triangulaire de Talinum sur l'hyperglycémie induite par la streptozotocine et les complications associées chez les rats. Food science & nutrition, 7(2), pp.385-394.

Olurishe, C.O., Kwanashie, H.O., Zezi, A.U., Danjuma, N.M. et Mohammed, B. (2017) : La coadministration de Sitagliptin-Moringa oleifera n'a pas retardé la progression ni amélioré les anomalies fonctionnelles et morphologiques dans la néphropathie diabétique induite par l'alloxan. Indian journal of pharmacology, 49(5), p.366.

Omwancha, W.S. et Burlage, R., Merck Sharp et Dohme Corp, (2019) : Formes de dosage à mâcher contenant de la sitagliptine et de la metformine. Demande de brevet américain 16/141,508.

Packer, M. (2018) : Rôle de l'échangeur sodium-hydrogène dans la médiation des effets rénaux des médicaments couramment utilisés dans le traitement du diabète de type 2. Diabète, Obésité et Métabolisme, 20(4), pp.800-811.

Palipoch, S., et Punsawad, C. (2013) : Étude biochimique et histologique des lésions hépatiques et rénales du rat induites par le Cisplatine. Journal of Toxicologic Pathology 26(3):293-299.

Palma-Duran, S.A., Vlassopoulos, A., Lean, M., Govan, L. et Combet, E. (2017) : Intervention nutritionnelle et impact du polyphénol sur la glycohémoglobine (HbA1c) chez les sujets non diabétiques et les diabétiques de type 2 : Revue systématique et méta-analyse. Critical reviews in food science and nutrition, 57(5), pp.975-986.

Patche, J., Girard, D., Catan, A., Boyer, F., Dobi, A., Planesse, C., Diotel, N., Guerin-Dubourg, A., Baret, P., Bravo, S.B. et Paradela-Dobarro, B. (2017) : Le stress oxydatif hépatique induit par le diabète : un nouveau rôle pathogène pour l'albumine glyquée. Free Radical Biology and Medicine, 102, pp.133-148.

Patel, C., Thompson, C., Copley-Harris, M. et Hattab, Y. (2019) : Sitagliptin and Simvastatin Interaction Causing Rhabdomyolysis and AKI. Rapports de cas en médecine, 2019.

Patil, S.D., Somani, R. et Jain, A. (2019) : Effet antihyperglycémique, antihyperlipidémique et antioxydant de l'extrait de Dikamali riche en flavonoïdes chez des rats diabétiques de type II induits par la streptozotocine et le nicotinamide. Revue asiatique de pharmacie et de pharmacologie, 5(3), pp.486-494.

Patil, U.S., Bandawane, D.D., Bibave, K.H. et Chaudhari, P.D. (2013) : Activités antihyperglycémiques et antioxydantes in vitro de Punica granatum Linn. Chez des rats diabétiques induits par l'alloxane. Ind Drugs, 50(02), pp.39-46.

Patton, C.J. et Crouch, S.R. (1977) : Détermination de l'urée (réaction de Berthelot modifiée par l'uréase). Anal. Chem, 49, pp.464-469.

Paudel, Y.N., Ali, M.R., Bawa, S., Shah, S., Adil, M., Siddiqui, A., Basheer, A.S., Hassan, M.Q. et Sharma, M. (2018) : Evaluation of 4-methyl-2-[(2-methylbenzyl) amino]-1, 3-thiazole-5-carboxylic acid against hyperglycemia, insulin sensitivity, and oxidative stress-induced inflammatory responses and β-cell damage in the pancreas of streptozotocin-induced diabetic rats. Toxicologie humaine et expérimentale, 37(2), pp.163-174.

Pavić, T., Juszczak, A., Pape Medvidović, E., Burrows, C., Šekerija, M., Bennett, A.J., Ćuća Knežević, J., Gloyn, A.L., Lauc, G., McCarthy, M.I. et Gornik, O. (2018) : Diabète à maturité des jeunes dû aux variantes HNF1A en Croatie. Biochemia medica : Biochemia medica, 28(2), pp.285-295.

Pérez Gutierrez, R.M., García Campoy, A.H., Paredes Carrera, S.P., Muñiz Ramirez, A., Mota Flores, J.M., Valle, F. et Odin, S. (2019) : 3′-O-β-d-glucopyranosyl-α, 4, 2′, 4′, 6′-pentahydroxy-dihydrochalcone, provenant de l'écorce d'Eysenhardtia polystachya prévient la néphropathie diabétique en inhibant la glycation des protéines chez les souris diabétiques induites par le STZ-Nicotinamide. Molecules, 24(7), p.1214.

Perricone, N.V. et Perricone LLC N.V. (2018) : Formulations de mononucléotides de niacinamide pour le vieillissement de la peau. Demande de brevet américain 15/739,219.

Persson, F. et Rossing, P. (2018) : Diagnostic de la maladie rénale diabétique : état de l'art et perspectives d'avenir. Kidney international supplements, 8(1), pp.2-7.

Plows, J., Stanley, J., Baker, P., Reynolds, C. et Vickers, M. (2018) : La pathophysiologie du diabète sucré gestationnel. Revue internationale des sciences moléculaires, 19(11), p.3342.

Prodam, F., Chiocchetti, A. et Dianzani, U. (2018) : Le régime alimentaire comme stratégie de prévention du diabète de type 1. Cellular & molecular immunology, 15(1), p.1.

Qiu, D.D., Liu, J., Shi, J.S., An, Y., Ge, Y.C., Zhou, M.L. et Jiang, S. (2018) : Rénoprotection assurée par les inhibiteurs de la dipeptidyl peptidase-4 en combinaison avec les bloqueurs des récepteurs de l'angiotensine chez les patients atteints de néphropathie diabétique de type 2. Journal médical chinois, 131(22), p.2658.

Radi, Z.A. (2019) : Pathophysiologie rénale, toxicologie et lésions induites par les médicaments dans le développement des médicaments. Revue internationale de toxicologie, p.1091581819831701.

Radojčin, D. et Polovina, S.P. (2018) : Rôle des incrétines dans la pathogenèse du diabète de type 2. Medicinski glasnik Specijalne bolnice za bolesti štitaste žlezde i bolesti metabolizma "Zlatibor", 23(70), pp.53-65.

Rahimi, R., Karimi, J., Khodadadi, I., Tayebinia, H., Kheiripour, N., Hashemnia, M. et Goli, F. (2018) : **La** silymarine améliore l'expression de l'urotensine II (U-II) et de son récepteur (UTR) et atténue le stress oxydatif toxique dans le cœur des rats atteints de diabète de type 2. Biomédecine & Pharmacothérapie, 101, pp.244-250.

Rajendiran, D., Packirisamy, S. et Gunasekaran, K. (2018) : Une étude sur le rôle des antioxydants dans le diabète. Revue asiatique de recherche pharmaceutique et clinique, 11(2), pp.48-53.

Rakieten, N. (1963) : Études sur l'action diabétogène du STZ (NSC 37917). Cancer Chemotherapy Rept, 29, pp.91-98.

Ramadhani, D.T., Amradani, R.A.R., Ulfia, M., Utami, S.M., Indarto, D. et Wasita, B. (2019) : The Comparative Effect of Pomegranate Peel Extract and Dapagliflozin on Body Weight of Male Albino Wistar Rats with Type 2 Diabetes Mellitus. Dans la série de conférences de l'IOP : Materials Science and Engineering (Vol. 546, No. 6, p. 062023). Édition de l'IOP.

Ramírez, E., Picatoste, B., González-Bris, A., Oteo, M., Cruz, F., Caro-Vadillo, A., Egido, J., Tuñón, J., Morcillo, M.A. et Lorenzo, Ó. (2018) : La sitagliptine a amélioré l'assimilation du glucose au détriment de l'utilisation des acides gras dans le diabète de type II expérimental : rôle des isoformes GLP-1 dans le trafic du récepteur Glut4. Diabétologie cardiovasculaire, 17(1), p.12.

Rathod, N.R., Biswas, D., Chitme, H.R., Ratna, S., Muchandi, I.S. et Chandra, R. (2012) : Effets anti-urolithiasiques de Punica granatum chez les rats mâles. Journal of ethnopharmacology, 140(2), pp.234-238.

Ravi, P.M., Chinniah, R., Sivanadham, R., Vijayan, M., Pannerselvam, D., Pushkala, S. et Karuppiah, B. (2018) : Synergistic interactions of Angiotensin Converting Enzyme (ACE) gene and Apolipoprotein E (APOE) gene polymorphisms with T1DM susceptibility in south India. Meta Gene, 18, pp.39-45.

Rehfeld, J.F. (2018) : L'origine et la compréhension du concept d'incrétine. Frontiers in endocrinology, 9.

Reidy, K., Kang, H.M., Hostetter, T. et Susztak, K. (2014) : Mécanismes moléculaires de la maladie rénale diabétique. The Journal of clinical investigation, 124(6), pp.2333-2340.

Ren, X., Zhu, R., Liu, G., Xue, F., Wang, Y., Xu, J., Zhang, W., Yu, W. et Li, R. (2019) : Effect of sitagliptin on tubulointerstitial Wnt/β-catenin signalling in diabetic nephropathy. Néphrologie.

Rodrigues, P.A. et Samuel, N. (2018) : Une revue systématique des résultats cliniques des inhibiteurs de la dipeptidyl peptidase-4 chez les patients atteints de diabète sucré de type 2. Indian Journal of Pharmacy Practice, 11(3), p.141.

Rosol, T.J., DeLellis, R.A., Harvey, P.W. et Sutcliffe, C. (2013) : Système endocrinien. Dans le manuel de pathologie toxicologique de Haschek et Rousseaux (pp. 2391-2492). Presse universitaire.

Rossing, P. et Frimodt-Møller, M. (2019) : Caractéristiques cliniques et évolution naturelle de la néphropathie diabétique. Dans Diabetic Nephropathy (pp. 21-32). Springer, Cham.

Rotondo, A., Masuy, I., Verbeure, W., Biesiekierski, J.R., Deloose, E. et Tack, J. (2019) : Essai clinique randomisé : l'inhibiteur de la DPP-4, la vildagliptine, inhibe l'accommodation gastrique et augmente les niveaux plasmatiques du glucagon-like peptide-1 chez des volontaires sains. Alimentary pharmacology & therapeutics, 49(8), pp.997-1004.

Saad, E.A., Hassanien, M.M., El-Hagrasy, M.A. et Radwan, K.H. (2015) : Activités antidiabétiques, hypolipidémiques et antioxydantes et effets protecteurs de la poudre de pelage Punica granatum contre les lésions des tissus pancréatiques et hépatiques dans le cas d'un IDDM induit par la streptozotocine chez le rat. Int J Pharm Pharm Sci, 7(7), pp.397-402.

Sadi, G., Şahin, G. et Bostanci, A. (2019) : Modulation de la voie de signalisation rénale de l'insuline et des enzymes antioxydantes dans le diabète induit par la streptozotocine : effets du resvératrol. Medicina, 55(1), p.3.

Safhi, M.M., Alam, M.F., Sivakumar, S.M. et Anwer, T. (2019) : potentiel hépatoprotecteur du sargassum muticum contre les lésions hépatiques diabétiques induites par le stase chez le rat wistar en inhibant les cytokines et la voie d'apoptose. Pathologie cellulaire analytique, 2019.

Saleem, N., Naeem, M., Rashid, A., Akhter, N., Tahir, I.M. et Khurshid, M. (2018) : Néphropathie diabétique : Pathogenèse et gestion thérapeutique. Pak J Med Biol Sci, 2(1).

Salles, T., dos Santos, L., Barauna, V. et Girardi, A. (2015) : Rôle potentiel de la dipeptidyl peptidase IV dans la pathophysiologie de l'insuffisance cardiaque. Revue internationale des sciences moléculaires, 16(2), pp.4226-4249.

Salwe, K.J., Sachdev, D.O., Bahurupi, Y. et Kumarappan, M. (2015) : Évaluation de l'activité antidiabétique, hypolipidimique et antioxydante de l'extrait hydro-alcoolique de feuilles et d'écorces de fruits de Punica granatum chez des rats albinos Wistar mâles. Journal des sciences naturelles, de la biologie et de la médecine, 6(1), p.56.

Samaha, M.M., Said, E. et Salem, H.A. (2019) : Une étude comparative du rôle de la crocine et de la sitagliptine dans l'atténuation du diabète sucré induit par le STZ et les changements inflammatoires et apoptotiques associés dans les îlots pancréatiques β-islets. Environmental Toxicology and Pharmacology, p.103238.

Samarghandian, S., Azimi-Nezhad, M. et Samini, F. (2014) : Effet d'amélioration de l'extrait aqueux de safran sur l'hyperglycémie, l'hyperlipidémie et le stress oxydatif sur l'encéphalopathie diabétique dans le diabète sucré expérimental induit par la streptozotocine. BioMed research international, 2014.

Scanlon, V.C. et Sanders, T. (2019) : Essentiels d'anatomie et de physiologie. FA Davis.

Scheen, A.J. et Delanaye, P. (2017) : Effets de la réduction de la pression sanguine sur les résultats rénaux chez les patients atteints de diabète de type 2 : accent sur les inhibiteurs SGLT2 et le résultat de l'EMPA-REG. Diabète et métabolisme, 43(2), pp.99-109.

Schiellerup, S.P., Skov-Jeppesen, K., Windeløv, J.A., Svane, M.S., Holst, J.J., Hartmann, B. et Rosenkilde, M.M. (2019) : Les hormones intestinales et leur effet sur le métabolisme osseux. Thérapies médicamenteuses potentielles dans le futur traitement de l'ostéoporose. Frontiers in endocrinology, 10.

Schiffer, T.A., Gustafsson, H. et Palm, F. (2018) : Les mitochondries de la moelle externe du rein sont plus efficaces que les mitochondries du cortex comme stratégie pour maintenir la production d'ATP dans un environnement sous-optimal. American Journal of Physiology-Renal Physiology, 315(3), pp.F677-F681.

Shah, M.A., Reanmongkol, W., Radenahmad, N., Khalil, R., Ul-Haq, Z. et Panichayupakaranant, P. (2019) : Effets antihyperglycémiques et antihyperlipidémiques de l'extrait riche en rhinacanthines des feuilles de Rhinacanthus nasutus chez des rats diabétiques induits par la nicotinamide-streptozotocine. Biomédecine & Pharmacothérapie, 113, p.108702.

Shalaby, M.F., Zaki, A.A., Shabana, S. et Osman, N.M.(2015) : Effets de l'extrait de pelures de punica granatum sur l'activité intestinale α-glucosidase et l'histopathologie du pancréas de rats diabétiques induits par l'alloxan.

Sharma, S., Jaya, D., Jha, .K. et Sharma, S. (2010) : Modèles expérimentaux de diabète. Int J Res Ayurveda et. Pharm 2010;12(2):292-301.

Shi, S., Koya, D. et Kanasaki, K. (2016) : Dipeptidyl peptidase-4 et la fibrose rénale dans le diabète. Fibrogenesis & tissue repair, 9(1), p.1.

Shivavedi, N., Tej, G.N.V.C., Neogi, K. et Nayak, P.K. (2019) : Thérapie à l'acide ascorbique : Une stratégie potentielle contre le comportement dépressif comorbide chez les rats diabétiques induits par la streptozotocine et le nicotinamide. Biomedicine & Pharmacotherapy, 109, pp.351-359.

Sifuentes-Franco, S., Padilla-Tejeda, D.E., Carrillo-Ibarra, S. et Miranda-Díaz, A.G. (2018) : Stress oxydatif, apoptose et fonction mitochondriale dans la néphropathie diabétique. Revue internationale d'endocrinologie, 2018.

Sil, B.C., Moore, D.J. et Lane, M.E. (2018) : Utilisation de l'analyse LC-MS pour élucider les sous-produits de la transformation de la niacinamide suite à des études in vitro de perméation de la peau. International journal of cosmetic science, 40(5), pp.525-529.

Singh, A., Srivastav, R. et Pandey, A.K. (2018) : Effet des graines de Terminalia chebula sur le sérum sanguin, le profil lipidique et les paramètres urinaires chez des rats diabétiques induits par la STZ. Journal of Pharmacognosy and Phytochemistry, 7(2), pp.01-05.

Singh, A.P., Singh, A.J. et Singh, N. (2011) : Investigations pharmacologiques de Punica granatum dans l'insuffisance rénale aiguë induite par le glycérol chez le rat. Indian journal of pharmacology, 43(5), p.551.

Singh, B., Singh, J.P., Kaur, A. et Singh, N. (2017) : Composition phénolique et potentiel antioxydant des graines de légumineuses à grains : A review. Food research international, 101, pp.1-16.

Sirigiri, N., Subramanian, N.S., Reddy, G.N.K. et Kumar, N. (2018) : Développement et validation d'une méthode indiquant la stabilité pour l'estimation simultanée du phosphate de sitagliptine et du HCl de la metformine en comprimés par HPLC. Int. J. Pharm. Sci. Res, 9, pp.4294-4302.

Song, X., Zheng, S., Yang, G., Xiong, G., Cao, Z., Feng, M., Zhang, T. et Zhao, Y. (2018) : Glucagonome et le syndrome du glucagonome. Oncology letters, 15(3), pp.2749-2755.

Stopford, R., Winkley, K. et Ismail, K. (2013) : Social support and glycemic control in type 2diabetes : a systematic review of observational studies. Patient education and counseling, 93(3), pp.549-558.

Sugimoto, D.H., Dex, T., Stager, W. et Aroda, V.R. (2018) : Efficacité de iGlarLixi, une combinaison à rapport fixe d'insuline glargine et de lixisenatide, chez les patients atteints de diabète de type 2 stratifiés comme étant à risque élevé ou faible selon les mesures HEDIS. Diabète, obésité et métabolisme, 20(11), pp.2680-2684.

Sulaiman, M.K. (2019) : Néphropathie diabétique : avancées récentes en physiopathologie et défis en matière de gestion alimentaire. Diabétologie et syndrome métabolique, 11(1), p.7.

Sviglerova, J., Kuncova, J. et Stengl, M. (2017) : Cardiovascular Models : Cœur secondairement affecté par la maladie (diabète sucré, insuffisance rénale et innovation sympathique dysfonctionnelle). Dans Animal Models for the Study of Human Disease (pp. 175-203). Presse universitaire.

Swapna, K., Uddandrao, V.S., Parim, B., Ravindarnaik, R., Suresh, P., Ponnusamy, P., Balakrishnan, S., Vadivukkarasi, S., Harishankar, N., Reddy, K.P. et Nivedha, P.R. (2019) : Effets de l'acide asiatique, un principe actif de la Centella asiatica (L.) : perspectives de restauration de la streptozotocine-nicotinamide induisant des changements sur le profil lipidique et les enzymes métaboliques des lipides chez les rats diabétiques. Pathologie clinique comparative, pp.1-9.

Swiatecka-Urban, A. (2017) : Trafic endocytaire au niveau du diaphragme de la fente podocytaire mature. Frontiers in pediatrics, 5, p.32.

Szpigel, A., Hainault, I., Carlier, A., Venteclef, N., Batto, A.F., Hajduch, E., Bernard, C., Ktorza, A., Gautier, J.F., Ferré, P. et Bourron, O. (2018) : L'environnement lipidique induit le stress des RE, l'expression de la TXNIP et l'inflammation des cellules immunitaires des personnes atteintes de diabète de type 2.

Ta, S. (2014) : Diagnostic et classification du diabète sucré. Diabetes care, 37, p.S81.

Tauschmann, M. et Hovorka, R. (2018) : Technologie dans la gestion du diabète sucré de type 1 - état actuel et perspectives d'avenir. Nature Reviews Endocrinology, 14(8), p.464.

Tervaert, T. W.C., Mooyaart, A.L., Amann, K., Cohen, A.H., Cook, H.T., Drachenberg, C.B., Ferrario, F., Fogo, A.B., Haas, M., de Heer, E. et Joh, K. (2014) : Classification pathologique de la néphropathie diabétique. Journal of the American Society of Nephrology, 21(4), pp.556-563.

Thangaraj, P. (2016) : Évaluation des propriétés antidiabétiques sur des rats diabétiques induits par la streptozotocine. Dans des essais pharmacologiques de produits naturels à base de plantes (pp. 145-149). Springer, Cham.

Thomson, S.C. et Vallon, V. (2018) : Effets rénaux des thérapies du diabète à base d'incrétine : prévisions pré-cliniques et résultats des essais cliniques. Rapports actuels sur le diabète, 18(5), p.28.

Tietz, N.W. (1990) : Guide clinique des tests de laboratoire, 2e éd. Philadelphie. Tovar D, Zambonino-Infante JL, Cahu C, Gatesoupe FJ, Lésel R (2002). Effet de l'incorporation de levures vivantes dans un régime alimentaire composé sur l'activité enzymatique digestive des larves de bar. Aquaculture, 204, pp.113-123.

Tietz, N.W. et Ash, K.O. (1995) : Guide clinique des tests de laboratoire. Clinical Chemistry, 41(10), pp.1548-1548.

Toma, A., Makonnen, E., Mekonnen, Y., Debella, A. et Adisakwattana, S. (2015) : Activités antidiabétiques de l'éthanol aqueux et de la fraction n-butanol des feuilles de Moringa stenopetala chez les rats diabétiques induits par la streptozotocine. BMC complementary and alternative medicine, 15(1), p.242.

Tomovic, K., Lazarevic, J., Kocic, G., Deljanin-Ilic, M., Anderluh, M. et Smelcerovic, A. (2019) : Mécanismes et voies de l'activité anti-inflammatoire des inhibiteurs de la DPP-4 dans la protection cardiovasculaire et rénale. Medicinal research reviews, 39(1), pp.404-422.

Trinder, P. (1969) : Détermination du glucose dans le sang à l'aide de la glucose oxydase avec un accepteur d'oxygène alternatif. Annals of clinical Biochemistry, 6(1), pp.24-27.

Trivelli, L.A., Ranney, H.M. et Lai, H.T. (1971) : composants de l'hémoglobine chez les patients atteints de diabète sucré. New England Journal of Medicine, 284(7), pp.353-357.

Tsimihodimos, V. et Elisaf, M. (2018) : Effets des thérapies à base d'incrétine sur la fonction rénale. Journal européen de pharmacologie, 818, pp.103-109.

Tsurutani, Y., Omura, M., Matsuzawa, Y., Saito, J., Higa, M., Taniyama, M. et Nishikawa, T. (2017) : Efficacy and safety of the dipeptidyl Peptidase-4 inhibitor Sitagliptin on atherosclerosis, β-cell function, and glycemic control in Japanese patients with type 2 diabetes mellitus who are treatment Naïve or poorly responsive to antidiabetes agents : a multicenter, prospective observational, uncontrolled study. Current Therapeutic Research, 84, pp.26-31.

Tuck, M.K., Chan, D.W., Chia, D., Godwin, A.K., Grizzle, W.E., Krueger, K.E., Rom, W., Sanda, M., Sorbara, L., Stass, S. et Wang, W. (2008) : Standard operating procedures for serum and plasma collection : early detection research network consensus statement standard operating procedure integration working group. Journal of proteome research, 8(1), pp.113-117.

Turrini, E., Ferruzzi, L. et Fimognari, C. (2015) : Effets potentiels des polyphénols de grenade dans la prévention et le traitement du cancer. Oxidative medicine and cellular longevity, 2015.

Uddandrao, V.S., Brahmanaidu, P., Ravindarnaik, R., Suresh, P., Vadivukkarasi, S. et Saravanan, G. (2018) : Potentiel de restauration de la S-allylcystéine contre la néphropathie diabétique par l'atténuation du stress oxydatif et de l'inflammation chez les rats diabétiques induits par la streptozotocine et le nicotinamide. Journal européen de la nutrition, pp.1-13.

Ullah, N., Ali, J., Khan, F.A., Khurram, M., Hussain, A., Rahman, I.U., Rahman, Z.U. et Ullah, S. (2012) : Composition approximative, teneur en minéraux, évaluation de l'activité antibactérienne et antifongique de la poudre d'écorce de grenade (Punica granatum L.). Middle-East Journal of Scientific Research, 11(3), pp.396-401.

Ullah, R., Tariq, S.A., Khan, N. et Sharif, N. (2017) : Lipid Lowering Effect of Methanol Extract of Tamarix-aphylla L. Karst (Saltcedar) in Streptozocin-Nicotinamide Induced Diabetic Rats. J Traitement du diabète.

Umanath, K. et Lewis, J.B. (2018) : Mise à jour sur la néphropathie diabétique : programme de base 2018. American Journal of Kidney Diseases, 71(6), pp.884-895.

Valencia, W.M. et Florez, H. (2017) : Comment prévenir les complications microvasculaires du diabète de type 2 au-delà du contrôle du glucose. Bmj, 356, p.i6505.

Varin, E.M., Mulvihill, E.E., Beaudry, J.L., Pujadas, G., Fuchs, S., Tanti, J.F., Fazio, S., Kaur, K., Cao, X., Baggio, L.L. et Matthews, D. (2019) : Les niveaux de dipeptidyl peptidase-4 soluble en circulation sont dissociés de l'inflammation et induits par l'inhibition enzymatique de la dpp4. Cell metabolism, 29(2), pp.320-334.

Venkatachalam, M.A., Weinberg, J.M., Kriz, W. et Bidani, A.K. (2015) : Echec de la récupération des tubules, transition AKI-CKD, et progression de la maladie rénale. Journal of the American Society of Nephrology, 26(8), pp.1765-1776.

Vinod, P.B. (2012) : Pathophysiologie de la néphropathie diabétique. Questions cliniques : Nephrology, 1(2), pp.121-126.

Vivek, K.S. (2010) : Streptozotocine : un outil expérimental dans le diabète et la maladie d'Alzheimer (A-Review). Int J Pharma Res Dev, 2(1), pp.1-7.

Von Websky, K., Reichetzeder, C. et Hocher, B. (2014) : Physiologie et pathophysiologie des incrétins dans le rein. Avis actuel sur la néphrologie et l'hypertension, 23(1), pp.54-60.

Wang, H., Zhou, Y., Guo, Z., Dong, Y., Xu, J., Huang, H., Liu, H. et Wang, W. (2018) : La sitagliptine atténue le dysfonctionnement endothélial des rats gras diabétiques Zucker : implication de l'antiperoxynitrite et de l'autophagie. Journal of cardiovascular pharmacology and therapeutics, 23(1), pp.66-78.

Wang, J., Hu, L., Chen, Y., Fu, T., Jiang, T., Jiang, A. et You, X. (2019) : La sitagliptine améliore la fonction rénale dans la néphropathie diabétique chez les rats Sprague Dawley mâles en régulant l'expression de l'hème oxygénase-1. Endocrine, 63(1), pp.70-78.

Watcharachaisoponsiri, T., Sornchan, P., Charoenkiatkul, S. et Suttisansanee, U. (2016) : L'activité inhibitrice de la α-glucosidase et de la α-amylase de différents extraits de piment. International Food Research Journal, 23(4).

Wohlrab, J. et Kreft, D. (2014) : Niacinamide-mécanismes d'action et son utilisation topique en dermatologie. Pharmacologie et physiologie de la peau, 27(6), pp.311-315.

Wu, J. et Yan, L.J. (2015) : Streptozotocin-induced type1diabetes in rdents as a model for studying mitochondrial mechanisms of diabetic β cell glucotoxicity. Diabète, syndrome métabolique et obésité : cibles et thérapie, 8, p.181.

Xiang, J., Apea-Bah, F.B., Ndolo, V.U., Katundu, M.C. et Beta, T. (2019) : Profile of phenolic compounds and antioxidant activity of finger millet varieties. Food chemistry, 275, pp.361-368.

Xing, J., Gong, Q., Zhang, R., Sun, S., Zou, R. et Wu, A. (2018) : Une nouvelle sonde hydrolytique non enzymatique pour la reconnaissance et l'imagerie spécifiques de la dipeptidyl peptidase IV. Chemical communications, 54(63), pp.8773-8776.

Xu, L. et Ren, Y. (2019) : **La** sitagliptine inhibe l'apoptose cellulaire et l'inflammation des tissus rénaux chez les rats modèles de néphropathie diabétique. Journal chinois d'immunologie cellulaire et moléculaire, 35(3), pp.217-222.

Yang, S., Zhang, J., Feng, C. et Huang, G. (2013) : **La** variante MTHFR 677 T contribue au risque de néphropathie diabétique chez les individus caucasiens atteints de diabète de type 2 : une méta-analyse. Metabolism, 62(4), pp.586-594.

Yang, Z.J., Wang, H.R., Wang, Y.I., Zhai, Z.H., Wang, L.W., Li, L., Zhang, C. et Tang, L. (2019) : Myricetin Attenuated Diabetes-Associated Kidney Injuries and Dysfunction via Regulating Nuclear Factor (Erythroid Derived 2)-Like 2 and Nuclear Factor-κB Signaling. Frontiers in Pharmacology, 10.

Yankuzo, H., Ahmed, Q.U., Santosa, R.I., Akter, S.F.U. et Talib, N.A. (2011) : Effet bénéfique des feuilles de Murraya koenigii (Linn.) Spreng (Rutaceae) sur les dommages rénaux induits par le diabète in vivo. Journal of ethnopharmacology, 135(1), pp.88-94.

Yelumalai, S., Giribabu, N., Karim, K., Omar, S.Z. et Salleh, N.B. (2019) : L'administration in vivo de quercétine améliore le stress oxydatif du sperme, l'inflammation, préserve la morphologie et les fonctions du sperme chez les rats diabétiques mâles adultes induits par la streptozotocine-nicotinamide. Archives de la science médicale : AMS, 15(1), p.240.

Yoo, S., Yang, E.J. et Koh, G. (2019) : Facteurs liés aux taux d'incrétine intacte dans le sang chez les patients atteints de diabète sucré de type 2. Diabetes & metabolism journal, 43.

Young, D.S. (2001) : Effets de la maladie sur le laboratoire clinique. Tests, 4e éd. AACC.

Younis, F., Leor, J., Abassi, Z., Landa, N., Rath, L., Hollander, K., Naftali-Shani, N. et Rosenthal, T. (2018) : Effet bénéfique de l'empagliflozine, un inhibiteur de la SGLT2, sur l'homéostasie du glucose et les paramètres cardiovasculaires chez le rat hypertendu diabétique (CRDH) Cohen Rosenthal. Journal of cardiovascular pharmacology and therapeutics, 23(4), pp.358-371.

Yuzbasioglu, D., Enguzel-Alperen, C. et Unal, F. (2018) : Étude des effets génotoxiques in vitro d'un médicament antidiabétique, la sitagliptine. Toxicologie alimentaire et chimique, 112, pp.235-241.

Zafar, M., Naqvi, S.N.U.H., Ahmed, M. et Kaimkhani, Z.A. (2009) : Altered Liver Morphology and Enzymes in Streptozotocin Induced Diabetic Rats. International Journal of Morphology, 27(3).

Zahra, I.F., El, A.S. et Chadli, A. (2018) : Diabète secondaire associé aux principales endocrinopathies (environ 161 cas). Dans le 20e Congrès européen d'endocrinologie (Vol. 56). BioScientifica.

Zayed, A.E., Saleh, A., Gomaa, A., Abd-Elkareem, M., Anwar, M.M., Hassanein, K., Elsherbiny, M.M. et Kotb, A.M. (2018) : Effet protecteur du Ginkgo biloba et de l'eau magnétisée sur la néphropathie dans le diabète de type 2 induit chez le rat. Médecine oxydative et longévité cellulaire, 2018.

Zhang, L., Chen, C.L., Kang, P.T., Jin, Z. et Chen, Y.R. (2017) : L'acétylation différentielle des protéines facilite l'importation de l'excès de SOD2 dans les mitochondries et sert de médiateur pour l'agrégation de la SOD2 associée à l'hypertrophie cardiaque dans le coeur de la SOD2-tg murine. Free Radical Biology and Medicine, 108, pp.595-609.

Zhao, L.L., Makinde, E.A., Shah, M.A., Olatunji, O.J. et Panichayupakaranant, P. (2019) : L'extrait riche en rhinacanthines et la rhinacanthine C améliorent le stress oxydatif et l'inflammation dans la néphropathie diabétique induite par la streptozotocine et le nicotinamide. Journal of Food Biochemistry, 43(4), p.e12812.

Zhao, X., Yuan, Z., Fang, Y., Yin, Y. et Feng, L. (2013) : Caractérisation et évaluation des principaux anthocyanes dans l'écorce de grenade (Punica granatum L.) de différents cultivars et de leurs phases de développement. Recherche et technologie alimentaires européennes, 236(1), pp.109-117.

Zimmet, P.Z., Magliano, D.J., Herman, W.H. et Shaw, J.E. (2014) : Le diabète : un défi pour le 21e siècle. The lancet Diabetes & endocrinology, 2(1), pp.56-64